U0116200

奇 症 汇

清·沈源 撰

孙兰英　黄勇　整理

中国中医药出版社

·北 京·

图书在版编目（CIP）数据

奇症汇/（清）沈源撰；孙兰英，黄勇整理 . —北京：中国中医药出版社，2018.2

ISBN 978 - 7 - 5132 - 4470 - 1

Ⅰ.①奇…　Ⅱ.①沈…　②孙…　③黄…　Ⅲ.①中医临床 - 经验 - 中国 - 清代　Ⅳ.①R249.49

中国版本图书馆 CIP 数据核字（2017）第 247078 号

中国中医药出版社出版

北京市朝阳区北三环东路 28 号易亨大厦 16 层
邮政编码　100013
传真　010 - 64405750
廊坊市三友印务装订有限公司
各地新华书店经销

开本 710 × 1000　1/16　印张 9.25　字数 136 千字
2018 年 2 月第 1 版　2018 年 2 月第 1 次印刷
书　号　ISBN 978 - 7 - 5132 - 4470 - 1

定价　39.00 元
网址　www.cptcm.com

社 长 热 线　010 - 64405720
购 书 热 线　010 - 89535836
维 权 打 假　010 - 64405753

微信服务号　zgzyycbs
微商城网址　https://kdt.im/LIdUGr
官 方 微 博　http://e.weibo.com/cptcm
天猫旗舰店网址　https://zgzyycbs.tmall.com

如有印装质量问题请与本社出版部联系（010 - 64405510）
版权专有　侵权必究

整理说明

　　《奇症汇》为清·沈源撰写。撰者搜罗医书、笔记及小说中有关疑难怪疾等治案四百余则，分别按头、目、耳、鼻、舌等人体各部位加以整理，间或加入按语，阐发心得体会或个人见解。其中有一小部分传奇病案，须予分析对待。本书根据清乾隆五十一年丙午（1786）刻本整理，共八卷，其中卷之二耳门"耳聪"中有部分缺失，已在本书中用省略号代之标出。

　　本次整理，将底本中的异体字、繁体字统一以规范字律齐，加现代标点符号。底本中明显之错字，统一予以径改。对于原书中存疑而无法具体考证真伪的字词，一律保留底本原貌。底本目录分在各卷之前，今统一移至文前。凡目录三级标题在原底本正文中均无，今统一插入正文中。各节后中药方剂汇总部分以其他字体标出，以便读者查找阅读。

整理者　孙兰英　黄勇

2017 年 10 月

序

　　古人往矣不朽者，言与德功并重，士不良相即良医，载籍极博，轩岐之所以寿世也。抱元子长水名裔，资敏学优，好著述，河洛之元机，羲周之秘蕴，钩深致远，一一寓之于医。医之为业，代有名家，摅所得以立说，汗牛充栋。抱元子以为我既托诸空言，不如载之临症之深切著明也，搜罗奇症而以常理释之，阐天文，抒地理，引人事，旁及品类，名之以汇，卢扁而韩董者也。当湖钱太史敦堂，其襟戚也，弁言以策其行世者二十稔矣。顾第勿自信，足迹所经，靡不咨诹，穷年矻矻、句窜字易。或得之朋侪坐对之时，或得之风雨孤灯之夜，饮食而梦寐者胥是也。今夫操刀上游都市，镜人之疾者，目未睹，耳未闻，其不眉攒而手棘也几希，得是书而证之，了然若指诸掌，岂不大快？枕中之秘，何如肘后之方乎？爰请奉诸梨枣，以附于不朽之言。

乾隆丙午仲春上浣姻世侄李麓顿首

目 录

卷之六

卷之八

卷之一

一、头

（一）厥逆

黄帝奇病论篇曰：人有头痛，以数岁不已，此安得之，名为何病？（头痛不当数岁，故怪而为问）岐伯曰：当有所犯大寒，内至骨髓，髓者以脑为主，脑逆，故令头痛，齿亦痛，病名曰厥逆。帝曰：善。

（二）肉人

夏子益《奇疾方》云：有人患顶上生疮五色，如樱桃状，破则自顶分裂，连皮剥脱至足，名曰肉人，常饮牛乳自愈。

〔源按〕病患顶上生疮，病发于足太阳，足太阳之脉，从巅顶至足。《素问》云：风气与太阳俱入，行诸脉，散于分肉之间，与卫气相干，其道不利，故使肌肉愤膜而有疡，肌肉乃阳明所属，太阳受病必入阳明故也。此症疮顶破裂，连皮剥脱至足，乃二经之风毒盛，而行诸脉俞，散于分肉之间，与卫气相干，所谓其道不利，营血不能贯润。因肌肉燥而分裂，故皮脱可剥至足，不特愤膜而发疡也。牛乳润胃解毒，使毒散胃润，则气血复贯而愈。

（三）头臂生物如鸟

《奇病方》云：有人患鸟鹊生于头上或臂上，外有皮一层包之，或如瘤状，或不似瘤而皮肤高起一块，内作鸟鹊之声，逢天明则啼，逢阴雨则叫，临饥寒则痛，百药不效，必须用刀割破其皮，则鸟鹊难以藏形，乃破孔而出，宛似鸟鹊，但无羽毛耳。鸟鹊出孔之后，以生肌散敷之，外加神膏，三日依然生合。

〔源按〕人身患成形成物，或羽、或介、或裸、或鳞，皆应五脏所属而生。《素问》云：东方生风，风生木，在天为风，在地为木，在脏为肝，其色苍，其化荣，其虫毛。虫毛者，森森之象也。南方生热，热生火，在天为热，在地为火，在脏为心，其色赤，其化茂，其虫羽。虫羽者，飞动之象也。中央生湿，湿生土，在天为湿，在地为土，在脏为脾，其色黄，其化盈，其虫裸。虫裸者，肉体之象也。西方生燥，燥生金，在天为燥，在地为金，在脏为肺，其色白化敛，其虫介。虫介者，金甲之象也。北方生寒，寒生水，在天为寒，在地为水，在脏为肾，其色黑，其化肃，其虫鳞。虫鳞者，水中之象也。盖人身一小天地，天应五方，所属而化，人应五脏，所属而生。前患似鸟鹊而无羽毛，此虫裸，肉体之象，应中央湿土为病，病生于脾也。

（四）头面肿大看人绝小

华佗云：有一人，患头面肿大如斗，看人小如三寸，饮食不思，呻吟如睡，此痰也。用瓜蒂散吐之，而头面之肿消，又吐之，而见人如故矣。后用人参白术散，三剂而愈。

（五）头皮出蛆

《小山怪症方》云：有人头皮作痒，时有蛆出，用丝瓜叶以刀切破搽之，候蛆出尽，绝根。

（六）天白蚁

《杨氏医方》云：有人患头内有声，如虫蛙响，名天白蚁，此肝火为患。用茶子为细末，吹鼻中愈。

（七）额生棋瘤

《稽神录》云：处士蒯亮，言其所知，额角患瘤，医为剖之，得一黑石棋子，巨斧击之不伤缺。复有足胫生瘤者，因至亲家为猁犬所啮，正啮其瘤，其中得针百余枚，皆可用。疾亦愈。

〔源按〕瘤生棋子及针者，此具患病于肺。肺为西方金，金乃坚刚之象，即用经所谓其性刚，其化坚敛是也。注云：性刚故催铁于物。坚敛，收敛坚强，金之化也。

（八）发生水珠

一人发生水珠，如汗滴不止，用甘草一斤煎汤三四碗，作三四服，其水即止。此症自幼年间，服药过多故也。

〔源按〕此症因服药过多，良由少年性淫，过服药石，药毒聚于肾间，积久始发也。盖发属肾，药石之毒，逼迫肾中之水气升外，故发生水如汗滴。甘草善解金石药毒，故独用此。然此症肾未全亏，故尚有肾气升外，否则必发奇毒矣。

（九）头痛心痛目痛轮流不已

王节斋治一妇，始言头痛，头痛已，又心痛作，心痛已，又目睛痛，相去无瞬息。每头痛甚，欲去大石压之，心痛作，则以十指抓壁，血流满掌，痛定目复痛，又以两手自剜取之，如是十日，众医莫措。进黑龙丹半粒，疾少减，中夜再服之，服即闭目，寝如平昔，至平旦，下一行约三升许，如蝗虫子，三疾皆减半，已刻又行，则顿愈矣。

（十）头热用冰置顶上

张子和治一僧，头热而痛，更畏明，以布围其巅上，置冰于其中，日数易之，此阳蓄热也，乃灼炭火于暖室，出汗涌吐，三法并行，七日而瘥。

（十一）风瘅疾先发臆后渐退肿顶高数寸

唐与正治一女，年数岁，得风瘅疾。先发于臆，迤逦延上，赤肿痛痒，医以上膈风热治之不效。唐诊之曰：是肝肺风热盛极耳。以羌活、荆芥、鼠黏子、赤芍药、淡竹叶、桔梗、葛根八物治之，自下渐退，而肿聚于顶，其高数寸，虽饮食寝处无妨，而疾未去也。唐母吴夫人曰：此女乳母好饮热酒，至并歠其糟，疾殆因是欤？唐方悟所以至顶不消之由，思之惟葛消酒，且能疗火毒，乃以前方加葛三倍服之，二日肿尽去。

（十二）头晕不能动，动即晕绝

又治一少年，患头晕卧床。医作虚治，反致头不能动，动即晕绝。如是数年，惟饮食如故。唐曰：此肝胆有火，因火生痰，动即痰火内动，故遂晕绝。服六黄汤四剂而愈。

（十三）脑生一窍，口咳脓血，与脑窍相应

祝仲宁治一妇，年二十余，脑生一窍，口中咳脓血，每咳与脑窍相应而出，此肺痿也。用参、芪、当归退热排脓之剂而愈。又有患胸膺间溃一窍，脓血亦口中相应而出，亦作肺痿治，用前药而愈。

（十四）头响足软，并不得卧，借人扶坐，稍欹卧即垂绝

翟文炳治陆母，年七十，头响耳鸣，项疼目眩，面麻腮肿，齿苏唇燥，口苦舌强，咽肿气促，心惊胆怯，胸满痰滞，胁痛腰痛，足软膝疼，已二年矣。复又不得卧，惟人扶而坐，稍欹卧即垂绝。翟诊视，知气挟肝火而然，先与抑青丸一服，即时睡熟，醒后诸症如失，接服补中益气汤，调理而安。

（十五）左丝竹空穴壅出一角，如鸡距

朱丹溪治一人，左丝竹空穴壅出一角，如鸡距，此少阳经多血少气。朱戒其断酒肉，须针灸以开发壅滞。他工以大黄、硝、脑等冷药贴之，一夜裂开，如蚶肉，血溅出长尺余而死。此冷药外逼，热不得发故也。

（十六）发脱不留一茎

一胡氏子，年十七八，发脱不留一茎，饮食起居如常，脉微弦而涩，轻重皆同。此厚味成热，湿痰在膈间，复因多食梅酸味，以致湿热之痰随上升之气至于头，熏蒸发根之血，渐成枯槁，遂一时尽脱。以补血升散之药。用防风通圣散，去芒硝，唯大黄三度酒炒，兼四物汤酒制，合煎服两月余。诊其脉湿热渐解，乃停药。淡味调养二年，发长如初。

（十七）巅毛脱尽

薛己治一男子，年二十，巅毛脱尽，脉数。先以通圣散宣其风热，次用六味地黄丸，不数日，发长寸许，两月复旧。

（十八）怒后眉发脱落

一儒者，因饮食劳役，乃恼怒，眉发脱落，薛以为劳伤精血，阴火上炎所致。用补中益气加麦冬、五味，及六味地黄丸加五味子，眉发顿生如故。

（十九）又案

一男子染时疮，服换肌散之类，眉毛顿脱，遍身作痒，或时赤晕。乃燥药损其阴血，阳气偏旺而然耳。朝用四物汤，倍熟地，加茯苓、白术、丹皮、山栀、生甘草。夕用六味丸料加当归、黄芪治之，疮症即愈，眉毫亦生。

（二十）一儿十四岁近女，发热吐痰，有室后头觉渐大，囟门忽开

一小儿年十四岁，而近女色，发热吐痰。至有室，两目羞明，头觉胀大，仍不断欲。头渐大，囟门忽开。用地黄丸、益气汤之类，断色欲，年余而愈。

（二十一）一儿十四岁解颅，自觉头大，视物皆大

一小儿十四岁，解颅，自觉头大，视物皆大，畏日羞明。先兄以为肾禀怯弱，用六味丸加五味、鹿茸及补中益气加山药、山茱萸。半载痊愈，二载而囟合。后毕姻，觉囟门开解，足心如炙，喜其断色欲，戒厚味，日服前药二剂，三载而愈。

（二十二）御女饮冷眉发渐落

予治山左叶氏子，年二十三，患眉发脱落，视其脉，两尺沉迟，症由肾脏受寒，彼云：匝月前，泄后口渴，曾饮冷一盏，自后觉眉发渐脱。予曰：《素问》云，发之华在肾。又《草木子》云，气之荣以眉，血之荣以发。发者，血之余；血者，水之类也。水之中有相火寄焉，若一接内，则此火翕然而下，又即以冷饮加之，则火微水凝，十二经脉滞而不行，于是肾不华而气不荣也。《月令》云，仲秋阴气侵盛，阳气日

衰，水始涸。是水之涸，地之死也，死则草木渐衰。于仲冬水泉动而一阳生，是水之动，地之生也，生则草木渐长。眉发而欲其复萌，必得阳生而阴可长。用桂附纯阳之火，加于六味纯阴水中，使肾中温暖。如冬月一阳，来复于水土之中，万物皆生。如予言，服之而愈。

或问：气之荣以眉，血之荣以发，何故？气荣眉则短，血荣发则长。予曰：此五脏所属也。眉荣气分，属肺，肺属金，为乾。发荣血分，属肝，肝属木，为巽。以易理推之，乾金短而巽木长，故眉短而发长也。

又问：眉发何故去之则日长，蓄之则不见其长乎？予曰：去之则气血荣，其根故日长，蓄之则养其已蓄，故长而有定耳。

又问：仲冬一阳生，而草木萌；仲秋阴气侵盛，阳气日衰，草木渐萎；至冬草皆死，而木叶皆落。何故？松柏独不凋乎？予曰：不独松柏不凋，凡草木之叶无汁者，皆能存之。又问：何故叶无汁乎？予曰：无汁者非全无也。盖无汁之叶，借滋化生，以气用事；有汁之叶，借气化生，以滋用事。故有有汁无汁之别。然不特草木之叶，无汁而能隆冬不凋，即草木之根或干若滋少，而以气用事者，并寒冬可能发花，即梅兰之类是也。盖气能敌寒，故如是耳。若人至暮年而亦能耐寒者，肾气旺也，旺者寿。

（二十三）头皮汗血

邻人顾姓者，因少年勤内事，头皮血出如汗，此肝肾之火逆上，因血热甚，所以从发窍直出。盖汗乃血之液，从气化白。《内经》有肌衄一条，因气散不能从化，故肌肤汗血。此病并非气不能化，化亦不及故也。治用甘露饮等剂得愈。

（二十四）每梦白人持刀割头

孝廉章晴皋尊人，御臣中年时，忽屡梦白人持刀，自割其头，至流血即惊醒，自后闭目亦然，众医莫措，就松江沈鲁珍治之。沈曰：寐而见白人者，肺虚也。古人多用独参汤，每服人参一两，一剂可愈，服之果验。

生肌散：寒水石（煅）、滑石（二两），龙骨、海螵蛸（一两），密陀僧、枯矾、铅粉、干胭脂（五钱），共为细末，掺疮口上。

瓜蒂散：甜瓜蒂、赤小豆二味为末，熟水或酸齑水调下，量人虚实服之。吐时须令闭目，紧束肚皮。吐不止者，葱白汤解之，良久不出者，含砂糖一块，即吐。诸亡血、虚家、老人、产妇、血虚、脉微者，俱不可服。

人参白术散：人参、白术、茯苓、半夏（各三钱），甘草（一钱），陈皮（五分），清水煎服。

十全黑龙丹：当归、五灵脂、川芎、良姜、熟地（各三两），上研末入罐，盐泥固济，炭十斤煅令通红，冷定取开看，成黑糟粕色，细研入后药。百草霜（五钱），硫黄、乳香（各一两），花蕊石、琥珀（各三钱），上五味为末，并前和匀，丸如芡实大，每服一丸。

抑青丸：羌活，防风，龙胆草，川芎，当归，等分为末，蜜丸芡实大，每服二三丸，砂糖汤化下。

防风通圣散：防风、薄荷、连翘、荆芥穗、麻黄、川芎、当归、芍药（炒）、山栀、白术、大黄（酒蒸）、芒硝（各五钱），黄芩、石膏、桔梗（各一两），甘草（二两），滑石（三两），加生姜、葱白煎。

六味地黄丸：熟地黄（八两，砂仁酒拌九蒸九晒），山茱萸、山药（各四两），茯苓（乳拌）、丹皮、泽泻（各三两），蜜丸，空心盐汤下。

四物汤：当归（酒洗）、生地黄（各三钱），芍药（二钱），川芎（一钱五分），清水煎服。

泻青丸：龙胆草，大黄，山栀，当归，川芎，羌活，防风，上各等分为末，蜜丸梧子大，每服四五十丸，竹叶汤下。

补中益气汤（见项门）

十全大补汤、桂附八味丸（二方见手足门）

加减八味丸（见目门）

六黄汤（见溺孔门）

二、目

（一）眼前常见禽虫飞走

夏子益《奇疾方》云：有人患眼前常见诸般禽虫飞走，以手捉之则无，乃肝胆经有痰。用酸枣仁、羌活、玄明粉、青葙子花各一两为末。每服二钱，水一大盏，煎至七分，和滓饮，一日三服。

（二）目见满壁皆莲花

又云：一妇人见满壁皆莲花，此痰症也，服礞石滚痰丸而愈。

（三）肝胀

又云：有人患目睛忽垂出至鼻，如黑角色，痛不可忍，或时时大便血出作痛，名曰肝胀。用羌活煎汁，服数服自愈。

〔源按〕此症为风热客于厥阴肝木。盖肝藏血，其主目，因风热内攻，故目睛垂出至鼻，而使血时下也。若无热，则目系不纵。无风，则便血不下。此乃风热相搏，故病如是。羌活乃足太阳、少阴、厥阴三经之药，其性祛风散热，用之走入肝经，提邪外出而愈。

（四）无故见鬼

《奇病方》云：人有无故见鬼，如三头六臂者，或如金甲神，或如断手无头死鬼之类，皆奇病也。方用白术、苍术各三两，附子一钱，南星三钱，半夏、大戟、山慈菇各一两，俱为末。研麝香一钱，加入前药，如玉枢丹一样。凡遇前病，用一饼，姜汤化开饮之。必吐顽痰碗许而愈。

（五）目中长肉如线香，触出眼外

又云：有人眼内长肉二条，长一寸，如线香之粗。触出眼外，此乃祟也。虽是肝胆之火，无祟则不能长此异肉，法当用药点之。冰片、黄连、甘草各一分，硼砂五厘，各为细末，用人乳调少许，点肉尖上，觉眼珠火泡出，即时收入而愈。更服舒郁全睛丹，舒其肝胆之气，而又泻其火与痰，则本源已探其骊珠，又何愁怪肉之重长耶？

（六）白睛变蓝色

《眼症论》云：有人患目之白睛忽变青蓝色，此被郁邪蒸逼，走入珠中，膏汁游出，入于气轮，故色变青色。方用还阴救苦汤，频服自愈。

（七）黑夜见物

又云：有人黑暗之夜，两目倏忽见物，如日中一般。此水火不交，精华关格，乖乱不和之甚，而阳光飞越之害，不能摄养阴精，阳光无制使然。服加减八味丸乃可。

（八）辘轳转睛

又云：有人患脑筋如拽，神珠不待人转，而自蓦然擦上，蓦然擦下，下之不能上，上之不能下，或左或右，倏易无时，盖转动搏击不定，筋脉振惕，缓急无常，被其牵拽而为害，名曰辘轳转睛。轻则气定脉偏而珠歪，重则反转而为瞳神反背矣。服钩藤饮子自愈。

（九）目痛见鬼物

藏器曰：宋嗣伯治沈僧翼患眼痛，多见鬼物。嗣伯曰：邪气入肝，可觅死人枕煮服之，当埋枕于故处。如其言而愈。

（十）见物如狮子

伊川云：有一人患心疾，见物如狮子，川教以手直前捕之，见其无物，久久自愈。此乃痰也。继服牛黄清心丸以除病根。

（十一）视一为两

《本事方》云：荀牧仲顷年尝谓予曰：有人视一物为两，医者作肝气有余，故见一为二。教服泻肝药皆不应，此何疾也？予曰：《灵枢经》云：目之为系，上属于脑，后出于顶中，故邪中于内，因逢其身之虚，其入深，则随眼系以入于脑，则脑转，脑转则引目系急，目系急则目眩以转矣，邪中其精，其精所中，不相比也。则精散，精散则视歧，故见两物也。令服驱风入脑药得愈。

（十二）视正反斜

《云麓漫抄》云：淮南杨吉老，儒医也。有富翁子忽病，视正物皆以为斜，几案书席之类，排设整齐，必更移令斜，自以为正，以致书写尺牍，莫不皆然，父母甚忧之。更历数医，皆不谙其疾。或以吉老告，遂以其子往求之，既诊其脉后，令其父先归，留其子，设乐开宴，酬劝无算，至醉乃罢。扶病者坐轿中，使人升之，高下其手，常令倾倒，辗转久之，方令登榻而卧，达旦酒醒，遣至归家，前日斜视之物，皆理正之。父母跃然而喜，且询治之方，吉老云：令嗣无他疾，醉中常闪倒，肝之一叶搭于肺上不能下，故视正物反斜。令复饮之醉，则肺胀辗转之间，肝亦下垂矣，药安能治之哉？富翁厚为之酬。

（十三）视物倒植

《九灵山房》云：吕沧州治临川道士萧云泉眼中视物倒植，请治于吕。吕问其故，萧曰：某因大醉，尽吐所饮之酒，熟睡至天明，遂得此病。吕切其脉，左关浮促，即告之曰：尔伤酒大吐时，上焦反复，致倒其胆腑，故视物皆倒植。此不内外因而致内伤者也。法当复吐，以正其胆。以藜芦、瓜蒂为粗末，用水煎之，使平旦顿服，以吐为度，吐毕视物如常。

（十四）目见白衣人

《道山清话》云：张子颜少师，晚年尝患目光闪闪然，中有白衣人如佛相者，子颜信之弥谨。乃不食肉，不饮酒，然体瘦而多病矣。一日从汪寿卿求脉，寿卿一见大惊，不复言，但投以大丸数十粒，小丸千余粒。祝曰：十日中服之当尽，却以示报。既如期，视所见白衣人，衣变黄而先无所见矣，乃欲得肉食，又思饮酒。又明日俱无所见，觉气体异他日矣。乃诣寿卿以告，寿卿曰：吾固知矣，公脾初受病，为肺所乘。心者脾之母也，公既多疑，致心气不固，自然有所睹。吾以大丸实其脾，小丸补其心。肺为脾之子，既不能胜其母，其病自愈也。

（十五）恐惧发搐后每见皂衣人即发

《宝鉴》云：一小儿四岁，因长老摩顶受记，生人念咒，恐惧发搐，痰涎有声，目多白睛，项背俱强，一时许方醒。自后，每见皂衣人即发。服朱砂、脑麝镇坠之药，已四年余无功，又添行步动作神思如痴，脉沉弦而急。《针经》云：心脉满大，痫瘛筋挛，病久气弱，多服镇坠寒凉之剂，复损正气，故添动作如痴。先灸两跷各二七壮，次服沉香天麻丸而愈。

《内经》云：恐则气下，精气怯而上焦闭。方有羌活、独活，苦温引气上行，又入太阳，引用以为君；天麻、防风辛温以散之；当归、甘草辛甘以补气血之不足，养胃气以为臣；附子、川乌大辛温，行阳退阴，又治客寒伤胃；肾主五液，入脾为涎，以生姜、半夏燥湿化痰；沉香辛温，体重气清，去祛安神，以为使耳。

（十六）左目生疮如鸡卵，破之有黄雀飞鸣而去

《闻奇录》云：全州防御使崔尧封，有甥李言吉，左目上睑忽生一小疮，渐大如鸡卵，其根如弦，恒偃其目不能开，尧封使饮，令大醉，遂与割去其疮，即破，中有黄雀飞鸣而去。

（十七）目中常见一小镜

赵卿治一少年，目中常见一小镜子，俾医工赵卿诊之，与少年期来晨以鱼鲙奉候。少年及期赴之，延于内，且令从容俟客退。俄而设桌子施一瓯芥醋，更无他味，卿亦未出。迨禺中久候不至，少年饥甚，且闻醋香，不免轻啜之，逡巡又啜之，觉胸中豁然，眼花不见，因竭瓯啜之。赵卿知之乃出，少年以啜醋惭谢。卿曰：郎君因吃鲙太多，有鱼鳞在胸中，故两眼常见小镜子。所备芥醋，只欲郎君，因饥以啜之，其疾自治，亨鲜之会乃权诈也。

（十八）空中每见五色物，稍近变美女而仁立

徐之才治武城酒色过度，恍惚不恒，每病发，自云初见空中有五色

物，稍近变成一美女，去地数丈，亭亭而立。之才云：此色欲过多，太虚所致。即处汤方一剂，便觉稍远，又服还变五色物，数剂而愈。

（十九）痫症每见如黄狗走前即发

汪石山治一人，年三十余，久病痫症，多发于晨盥时，或见如黄狗走前，则瞀扑地，手足瘈疭，不省人事，良久乃醒。或作痰火治，而用芩连二陈汤；或作风痰治，而用全蝎僵蚕寿星丸；或作痰迷心窍，而用金箔镇心丸，皆不中病。汪诊之，脉皆缓弱颇弦，曰：此木火乘土之病也。夫早晨阳分而狗黄物，黄土色，胃属阳土，虚为木火所乘矣。经曰：诸脉皆属于目，故目击物而病作矣。理宜实胃泻脾，而火自息。损其肝者缓其中，遂以参、芪、归、术、陈皮、神曲、茯苓、黄芩、麦冬、荆芥穗，煎服十余帖，病减六七，再服月余而愈。

（二十）目张不瞑

钱乙治一妇，因恐而病，既愈，目张不瞑，乙曰：煮郁李仁酒饮之，使醉即愈。所以然者，目系内连肝胆，恐则气结，胆横不下，用郁李润能散结，随酒入胆，结去胆下，则目瞑矣。

（二十一）二年不寐

张子和治一富家妇，因思虑过甚，二年不得寐，无药可疗，其夫求治。脉之两手俱缓，此脾受邪也，脾主思故也。乃与其夫议以怒激之，多取其财，饮酒数日，不处一法而去。其妇大怒汗出，是夜困眠，如此者八九日不寤，如是其脉得平，此怒胜思法也。

（二十二）发热闭目则热甚

丹溪治一妇，年近二十，发热闭目则热甚，渴思水解，脉涩而浊混，此食痰也。以干葛、白术、陈皮、片芩、木通、桔梗、黄连、甘草，下保和丸二十粒渐愈。

（二十三）眼合即麻痹

江汝洁治叶廷杰之内，十月病眼若合即麻痹，甚至不敢睡，屡易医，渐成崩疾，江诊左手三部，举之略弦，按之略大，而无力；右手三部，举按俱大而无力。经曰：血虚脉大如葱管。又曰：大而无力，为血虚。又曰：诸弦为饮。又曰：弦为劳。据脉观症，盖由气血俱虚，以致气不周运，而成麻痹。时医不悟，而作火治，药用寒凉过多，损伤脾胃，阳气失陷而成崩矣。以岁运言之，今岁天卫主气，风木在泉，两木符合，木盛而脾土受亏，是以上陷而行秋冬之令。以时候言之，小雪至大雪之末，六十日有奇，太阳寒水，主厥阴风木，客气加归于上，木火胜矣。经曰：甚则胜而不复也。其脾大虚，安得血不大下乎？且脾裹血，脾虚则血不归经而妄下矣。法当大补脾经为先。次宜补气祛湿，可得渐愈矣。以人参三钱，黄芪二钱，甘草四分，防风、荆芥、白术各一钱，陈皮八分，水煎食远服。一剂分作三服，不数剂而愈。

（二十四）尸疰

李时珍按谢士泰《删繁方》治尸疰，或见尸，或闻哭声者，取死人席斩棺内余弃路上者，一虎口，长三寸，水三升，煮一升，服立效。此即嗣伯用死人枕之意也。

（二十五）鬼疰

葛洪云：鬼疰者，是五尸之一疰，又挟诸鬼邪为害，其病变者三十六种至九十九种，大约使人寒热淋漓，沉沉默默，不的知苦处，在于何所？累年积月，渐就沉滞，以致又传旁人，不一而止。觉如是候者，急取獭肝一具，阴干杵末，服方寸匕，日三，未愈再服。《本事方》云：《肘后》言此方甚良，宣和间，天庆观一法师极精严。时一妇人投牒，述患人有祟所附，须臾召至。附语云：非我为祸，别是一鬼，亦因病人命衰为祟耳，渠今已成形，在患人肺脏，为虫食其肺系。故令吐血，声嘶。师掠之，此虫还有畏忌否？久而无语，再掠之，良久云：容其说。惟畏獭爪屑为末，以酒服之则去。患家如其言而得愈。此予所目见也，究其患亦相似。獭爪者，即獭肝之类也。

（二十六）右眼生泡垂鼻，大二寸余

孙东宿治孙如亭令政，年过四十，眼偶赤肿，两太阳疼痛，大便不

行者三日，平时汛期一月仅二日，今行四日，犹且未止。里有余云谷者，自谓眼科捷手，医治逾候，肿赤不消，而右眼内眦突生一白泡，垂与鼻齐，大二寸余，见而骇走，以为奇疾，莫能措剂。又见其呕吐、眩运，伏于枕上，略不敢动，动则眩愈极，吐愈急，疑其遍南不治，孙诊之两寸关俱滑大有力，两尺沉微。曰：此中焦有痰，肝胆有火，必为怒气所触而然。《内经》云：诸风掉眩，皆属肝木。诸逆冲上，皆属于火，盖无痰不作运也，眼珠白泡，乃火性急速怒气加之，气乘于络，上而不下，故直胀出眼外也。古壮士一怒而目珠裂，与白泡胀出珠外理同。肝为血海，故血亦来不止。治当抑其目，清镇痰火，则诸症自瘳。先用姜汁益元丸，压其痰火，以止其吐；再以二陈汤，加酒连、酒芩、天麻、滑石、吴茱萸、竹茹、枳实煎饮，一帖吐止运定，头稍能动。改用二陈汤加芩、连、谷精草、夏枯草、香附、茱萸、薏苡仁，两剂。赤肿消，白泡敛。四剂全愈。血海亦净，从是后不发。

（二十七）眼肿腹饱能张，饥不能张

又亮卿之女，左目红肿，如腹中饱眼乃开，饥则眼不能开，此疳积虚寒症也。以夏枯草二钱，谷精草、甘草各一钱，香附一钱五分，煎服四帖而安。

（二十八）每晨起见鬼

李士材治朱文哉，遍体如虫蜇，口舌糜烂，朝起必见二鬼执盘食以献。李诊其寸脉乍大乍小，意其为鬼祟，细察两关弦滑且大，遂决为痰饮之痾。投滚痰丸，虽微有所下，而病患如旧。更以小胃丹二钱与之，复下痰积及水十余碗，遍体之痛减半，至明早鬼亦不见矣。更以人参三钱，白术二钱，煎汤服小胃丹三钱，大泻十余行，约有二十碗，病若失矣。乃以六君子为丸，服四斤而愈。

（二十九）视直物如弯弓

予治孙旗丁之内，产后十数日，觉气不舒。自后两目视物，渐至以直为曲，如弯弓状。医无所措，已及两月。适予出京至天津。有运粮官

马石泉者，患目疾，延予治之，孙亦请求治。切其脉沉涩，症由淤滞，目视直物而为曲者，必瘀血阻折肝胆之叶。昔吕复治道士伤酒大吐时，上焦反复，致倒其胆腑，视物倒直。今折其肝叶，曲其胆腑，故视物亦曲，即用当归、桃仁各三钱，五灵脂一钱五分，酒炒大黄、肉桂各一钱，以行其瘀，柴胡八分以舒其肝。一剂下黑血成块者数次，视物渐直。再剂又下数次，即看物如故。

（三十）目痛服凉剂，珠突眶外

余姚陈载侯，寓居武林。初春患目痛，医与凉剂，目即突出眶外，痛不可忍，予视其脉，两手沉微，此肝肾受寒，治宜麻黄附子细辛汤。时有汪姓医同座，曰：两目突出，此肝火逼迫使然，先生以为寒何也？予曰：脉沉微云耳。又曰：脉不弱。予曰：子既不辨其脉，试即以症明之，初本疼痛，服寒凉而目反突出，非火症可知。又曰：火太盛而用药轻，故也。予曰：目痛，人皆谓火，不特目突而为火也。殊不知此症，阴盛于下，格阳于上，阳不得降，故目疼痛。用寒凉而复逼其阳，阳无所归，悉涌于目，致目突出。仲景谓，少阴经伤寒，发热咽痛，脉沉细，因寒伤于肾，逼肾中之火飞越于上而为咽痛，今脉微而目突，即是理也。若此症此脉，使再投寒凉，必再出而裂。古所谓眼不医不瞎者，正谓此也。兹拟仲景少阴伤寒治法，用麻黄附子细辛汤，温经散寒，使寒散火降，其目自平。载侯以为然，服二剂而愈。

（三十一）目中常见两火如豆大，耳闻人语自觉在头顶上，致两目失明

己丑冬，有德青农人沈姓者，患目不见，已十年余矣。渠云：初患时，耳鸣如雷，每闻人语如在头顶之上。又两目闪闪然，见两火如豆大，闭目则目热，而耳鸣更甚。投清利之剂，所患虽平，而目全不见矣，凡遇医者俱曰：青盲内障，非针不明，今特访至此，叩请求治。予曰：内障一症，六因七情，皆能为害。今切汝脉，脉尚沉弦，汝症初起，良由肝胆湿火盛而上攻，故目生火而耳如雷鸣。凡耳中火攻甚，则

响如雷，如雷之响，中闻人语每自觉在头顶之上。时当用龙胆泻肝汤，泻火开郁，郁开则湿除，湿除则火全灭，自无内障之患也。乃但投凉剂，而不求其病之原，故脉尚如是。当先投加味逍遥散，去白术十剂，以除积久之郁热，使不致针后复蒙。服后用金针拨去其障，即睹物如故而愈。

（三十二）跌扑失明

又德青沈凤岐，年五十余，患左目不见已十余年矣。忽一日跌扑后，右目亦全不见物，如是半载，方来就治，予观其左目，瞳神散大，神水已定，无庸施治。右起内障，可用针拨，拨即如故，此无他障。本患生瞳神之上，因扑击而下故耳。

或问，目患瞳神散大及黄膜上冲，俱明见于黑珠之内，何故用金针入时，但见瞳神之处，而黑珠内不能明见其针？若因黑珠不明，则瞳神散大，黄膜上冲，何故又见乎？予曰：目中之水，状如鱼脑，其色不一。在白珠则绿，黑珠灰黑，瞳神若漆层层相裹，神水于中，外所包之壳，如指甲之厚，壳中生孔以贯瞳神外见，所以用针入瞳拨时，若针头稍有向外，针即孔上留住，故知其天然生孔，以贯瞳神见外耳。壳孔之外，复生一翳，如晶之明满包其珠，乃瞳神赖此，以关其水也。若患瞳神散大，因神水逼迫孔外散于明翳之间，黄膜上冲，每取于黑珠下轮，此亦在明翳内，而珠壳外也。然是患，虽但见于黑珠，而其原诚从白珠而来，因白珠与黄膜之色相若，故不明见于外。如值此症速当疏散其肺，更泻其火，虽不能退此已见之膜，然不致上瞒瞳神，以成痼疾。予治里人孙氏妇，初患左目瞳神细小，右患内障。因障初成，不可用针遂拨，但治其左目，治三月而痊。约半载许，忽左目之珠微疼，视不见物，睡片时，则稍见，未几复不见，又睡片时复又见之，如是六七日，复请求治，予视其瞳神但有混浊之气，而非复细小也。又视黑珠下轮，起黄膜半米许。予曰：瞳神无病，瞳神之外，所带混浊之气，因明翳内有黄膜欲上冲故耳。此患属内火旺而外邪闭郁，郁则气不外舒，火邪内逼而上，故有是症。盖寐则气归于下，其火邪亦随气而下，则混浊之气稍退，故得见之。悟则其气复升，因内之火邪复随而上，故复不见。今速宜散其外邪，清其内火，用苏叶、防风、甘菊各一钱，白蒺藜、石决明各三钱，黄芩二钱，郁金一钱五分，黄连、羚羊角、赤芍药各五分，服二剂，其目渐清。又二剂黄膜忽无，瞳神混浊之气亦除尽而愈。予告之曰：黄膜上冲，治但收住其膜，今忽散去，因此膜白中带黄，所起黑珠甚微，其邪尚浅，故得消除。然黑珠虽无，恐白珠内尚未全去，当再剂以绝病根。

还阴救苦汤：升麻、苍术、草梢、桔梗、柴胡、防风、羌活（各五分），细辛（二分），藁本（四分），归尾（七分），黄连、黄芩、黄柏、生地、知母、连翘（各六分），红花（一分），胆草（三分），清水煎服。

钩藤饮子：钩藤（炙，五分），麻黄、甘草（炙，各三分），川芎、防风、人参（各七分），全蝎（炒，去刺，一钱），天麻（八分），僵蚕（炒，一钱二分），姜三片，水煎不拘时服。

牛黄清心丸：牛黄（一两二钱），麝香、龙脑（三味另研）、羚羊角（镑，各一两），当归（酒洗）、防风、黄芩、白术、麦冬（去心）、白芍（各一两五钱），柴胡、桔梗、茯苓、杏仁（去皮尖）、川芎、肉桂、大豆黄卷、阿胶（各一两七钱），蒲黄、人参、神曲（各二两五钱），雄黄（另研）、甘草（五两），白蔹（七钱半），干姜（七钱半），犀角（镑，二两），干山药（七钱），金箔（一千三百片内四百片为衣），上为末，大枣一百枚，蒸熟去皮核，研成膏，炼蜜与枣膏丸，每两作十丸，用金箔为衣，每服一丸，温水化下。

舒郁全睛丹：白芥子（三钱），栀子、白术、茯苓（三钱），柴胡、陈皮（一钱），白芍（五钱），甘草，清水煎服。

加减八味丸：熟地黄（八两，忌铁，酒煮烂捣膏），山药、山茱萸（酒洗焙，各四两），白茯苓、泽泻（酒洗焙干）、牡丹皮（酒洗烘，各三两），五味子（火干，两半），肉桂（去皮忌火，一两），上除地黄膏另入，余共为细末，炼蜜为丸，如桐子大，每服三钱，空心盐汤送下，忌萝卜。

礞石滚痰丸：青礞石（一两），沉香（五钱），黄芩、大黄（酒蒸，八两），上将礞石打碎，用焰硝一两，同入瓦罐盐泥固济，晒干火煅，石色如金为度。研末，和诸药，水丸。量人虚实服之，姜汤送下。服后仰卧，令药在胸膈之间，除逐上焦痰滞，不宜饮水行动。

宝鉴沉香天麻丸：沉香、益智、川乌（各二钱），天麻、防风、半夏、附子（炮，各三钱），羌活（五钱），甘草、当归、僵蚕、独活（各一钱），每服五钱，生姜三片，水煎去渣，温服食前三剂。

保和丸：山楂（三两，去核），神曲（炒）、半夏、茯苓（各一两），陈皮、莱菔子（微炒）、连翘（各五钱），曲糊丸麦芽汤下。

小胃丹：芫花（醋拌，一两，瓦器内炒黑不可焦），甘遂（长流水浸半日，煮晒干）、大戟（长流水煮，再用水洗，晒干，各五分），大黄（湿纸裹煨，切，酒炒，一两五钱），黄柏（炒，三两），上为细末，以白术膏丸如萝卜子大，临卧白汤送下一钱，欲利空心服。

六君子汤：人参，白术，茯苓，甘草，陈皮，半夏，各等分，姜三片，枣二枚，水煎服。

益元散：滑石（六两），甘草（一两），辰砂（一钱），上为末，每服二钱或三钱，冷水调下，灯心汤亦可。

二陈汤：半夏（姜制，二钱）、陈皮（去白）、茯苓（一钱），甘草（五分），加姜煎。

麻黄附子细辛汤：麻黄，细辛，附子，先煮麻黄，去沫，纳诸药煎。

加味逍遥散：柴胡，薄荷，当归，白芍，陈皮，甘草，茯苓，白术，丹皮，山栀，加姜煎。

六味地黄丸、四物汤：（一方见头门）

卷之二

一、耳

（一）耳痔

李楼《怪症方》云：有人耳内生物如枣核大，痛不可动者，以火酒滴入，仰之片时，以钳取出绝根，此名耳痔。

（二）耳痒用铁刀刺底

《奇病方》云：有人耳中作痒，以木刺之，尚不足以安其痒，必以铁刀刺其底，始觉快然，否则痒极欲死。此肾肝之火，结成铁底于耳，非汤药可救，方用龙骨一钱，皂角刺一条，烧存性，冰片三分，雄鼠胆一枚，先将前药为末，后以鼠胆水调匀，而后以人乳再调如厚糊一般，将此药尽抹入耳孔内，必然痒不可当，须人执两手，痒定而自愈矣。愈后当常服六味丸，庶不再发。

（三）又案

《类编》云：族人友夔，壮岁时，苦两耳作痒，每日一作，遇其甚时，殆不可耐，击刮挑剔无所不至，而所患自若。常以坚竹三寸许，截作五六片，细削如洗帚状，极力撞入耳中，皮破血出，或多至一蚬壳而后止，明日复然，失血既多，为之困悴。适有河北医士周敏道，到乡里，因往谒之。周曰：此肾脏风虚，致浮毒上攻，未易以常法治也。当服透冰丹，更戒酒、面、鸡子之类，能一月为佳。夔用其戒，数日痒止。而食忌不能久，既而复作，乃著意痛戒，迨于累旬耳不复痒。

（四）耳内忽长肉一条，手不可近

华佗云：余治一人，耳内忽长肉一条，手不可近，色红带紫。余曰：此肾火腾烧于耳也。用硼砂一分，冰片一分，点之立化为水。后用六味丸大料饮之，二料痊愈。

（五）耳忽闻风雨鼓角之声

《青箱集》云：孙兆殿丞，治平中有显官权府尹，一日坐堂决事，人吏环立，尹耳忽闻风雨鼓角声。顾左右曰：此何州郡也？吏对以天府。尹曰：若然吾乃病耳。遽召孙公往焉，公诊之，乃留药治之。翌日，尹如故。尹召孙问曰：吾所服药切类四物饮。孙曰：是也。尹曰：如虑为大患，服此药立愈，其故何也？孙曰：心脉大盛，肾脉不能归耳，以药凉心经，则肾脉复归故耳。

（六）耳忽大痛

杨洪《医方摘要》云：有人患耳中忽大痛，如有虫在内奔走，或血水流出，或干痛不可忍者，蛇蜕烧存性研末，鹅翎吹之，立愈，经验秘方也。

〔源按〕此症为肝脏风虚，浮火上攻，游移不定，因而病患不一，盖蛇属巽，性能平肝祛风，故吹之立愈。

（七）闻雷即昏晕

杨起《简便方》云：一小儿七岁，闻雷即昏倒，不知人事，此气怯也。以人参、当归、麦冬各二两，五味五钱，水一斗，煎汁五升，再水一斗，煎滓取汁二升，烧成膏。每服三大匙，白汤化下，服尽一斤，自后闻雷自若矣。

（八）战栗每发见闻

《太平广记》云：参政孟庚夫人有奇疾，每有见闻即举身战栗欲绝，其母与弟亦不可见。又恶闻打银铁声，尝有一婢周旋已久，一日偶闻其家所为业，婢曰：打银。闻其言，疾遂作。因逐其婢，医者竟莫能施其术。

〔源按〕前症良由肝气闭郁，郁久则五脏之气皆郁而不达，不达则清阳不升，心气不舒，故恶见闻。恶见闻而偶有所触则怒，怒则气上，气上即郁火内升，故发战栗。即《素问》所谓诸禁鼓栗，皆属于火是也。夫战栗而气终不克外泄，则火徒乱于中，故至几绝。移时火仍内伏，故又如故。其恶金声者，因肝木虚也。及见母与弟亦恶，必意有不合，复触其怒耳。乃婢初极相合，因说打银而恶，亦恶金声故也。盖肝木郁久则燥，燥则血虚，故更恶金克。治当用黑逍遥散、左金丸滋水舒木，使郁气畅达，则病当愈也。

（九）耳聪

《枫聪别记》云：毁仲堪父，患耳聪病，闻床下有牛斗声。仲堪视之，有两蚁相斗耳。

〔源按〕修道之士，一旦得道，不特闻蚁斗有声，即纤尘飘落，亦能闻之，并能闻极远之声，谓之耳通。即《内经》所谓：游行天地之间，视听八达之外，此为神全。因心气下降，百脉开通故也。若病闻蚁斗如牛，而名耳聪者，良由内火衰微，正气下陷，因窍虚反聪其耳。犹心气下降，以通其脉也。治宜补中益气汤、八味丸。

或问：神全之理如何？予曰：此道家修炼内丹之事。修炼内丹，以心为主，心乃神之舍，神不外游，心常守一。又谓之知一，即圣门所谓知，止而后有定。佛氏所谓无住，道家守一者，为意着元关，守而不移，一任呼吸往来，如河东之船，运久则结就圣胎，以成真人。盖人身脐下一寸三分为丹田，又为气海丹田之中，一阴一阳为太极、为元关、为黄庭、为归根窍，复命关，其名不一。凡人之生，得父精母血而成胎。结胎之始，先成两肾，然后布生五脏，及筋骨、皮肉，所以人之元气发于肾，两肾中间，一阴一阳，即谓之太极，是名归根窍，复命关也。命之根蒂，在于此矣。若人呼吸，息息归根，为之归根复命。大凡呼吸，其气止在胸中，而不归根，不复命也。复命是接续其命，使之不绝。盖气归根则气壮，气壮则精盛，久则体变纯阳，而为至真。何得有六淫七情相感，而至殒命乎？经云：凝神入于气穴，一任真息往来，升降于黄庭之中，旋曲委宛，由心而运至丹田，将太阴之精，从元关、渡尾闾，上夹脊、双关、风府、泥丸，下明堂，过鹊桥（鼻为上鹊桥，舌为下鹊桥），降玉池，化为甘津，咽下重楼，复入丹田，上下往来，周而复始，如门之有枢，车之有辖，而转运不息也。凡修炼工夫，有一分一分证验，有十分十分证验，难以强得，心惟专一，而不纵横寝寐之际。与神相抱，切不可昏迷而沉于梦境，觉悟之后，常候丹之或存或亡，以为证验。由是至宝蕴于中，精华发于外，容颜浸润，骨节坚强，得此丹头，昼夜运火，炼去阴气，然后十月胎圆，体变纯阳。从此工夫不辍，俾和气周匝于一身，溶溶如云，霏霏如雨，淫淫然若春泽之满池，液液然象河水之冰释，当此之时，仙道已成。看山河如在掌中，视无不见，听无不闻，此即谓之神全也。

又问：呼吸升降，如河车之船运，一任真息往来，然其气下降丹田则易，而欲任其上升泥丸则难。予曰：若能息念行火，以神为用，其气自升。所运之时，舌宜抵颚，口目当闭，不闭则气不归神，神虽至泥丸，而气不能随神而至也。若工夫日久，则阳胜阴消，自然而仙。

又问意着元关，当守而不移，而无如心猿意马，难以拘定奈何？予曰：经云，起念即觉，觉后即无，久久纯熟，自不走也。又云：此心由来依境，未惯独立，难以自安，纵得暂安，还复散乱，随时随制，务令不动，久久调和驯熟，此心自能安闲，无问昼夜，行住坐卧，及应事之时，当须作意安之。若心得定，即须安养，莫有触恼，少得安闲，即堪自乐。且牛马家畜也放纵不收，犹自生梗，不受驾御，鹰鹯野鸟也，为人羁维，终日在手，自然调熟，心亦自是，若放逸纵任不收，一任粗疏，何能观妙。

又问：何为又有婴儿姹女，黄婆为媒之说？予曰：心即姹女，肾即婴儿，脾即黄婆，盖心属阳为离，离卦中虚，为阳极生阴，故反为姹女（离因一阴居内，为宅中之女，故名曰姹）。肾属阴为坎，坎卦中满，为阴极生阳，故反为婴儿。脾属坤土，坤为老阴，其色黄，故为之黄婆，居坎离之间，主运行其气，若无此土运行，则姹女焉得归入洞房，与婴儿交媾，成胎乎？故曰：黄婆为媒，犹外丹坎离为药物（坎即铅水，离即水中金，此金即在铅中求出，为之兑金是也，犹人真一水中，内有真一之气焉，有此真一之气，则能成内丹，有此水中之金，则能成外丹也）。乾坤为土釜（乾为上釜，坤为下釜），釜乃运火之具，若无土釜，则坎离药物，焉得转而成胎乎？内外二丹，总归一理也。

或又问：佛氏无住之语如何？予曰：无住谓外无住外相，内无住内相，然内无住，则外亦无住，无住而住，则心自降伏，真性亦自然而见。真性即名真如，天然正觉谓之真，无一不知谓之如，故谓之真如，即圣经所谓明德也。明德真如，皆明性之本体，本体无形，无形亦无所去来，惟天生自如，而未尝少动也。盖人生而始，有天然自觉之性，只缘情欲障碍，则智慧全失，故心尝昏昧，若欲超生死而入涅槃者，当返观其内，所观之法，即所谓内无住，外亦无住，无住而住，则心自寂而相自灭也。《金刚经》云：凡所有相，皆是虚妄，若见诸相非相，即见如来。佛所演是偈，因试问空生，可以身相见如来否？答曰：不可以身相得见如来，如来所说身相，即非身相，言所说之如来，非身相如来。故云即非身相，佛因即告，凡内观见相，皆是虚妄生相，若能灭除虚妄诸相，而但见空空之性，即如来矣。盖如来即是性，自性如来，诚空而无相。故经末复演说，不取于相，如如不动，言如来不可取相，所演说者，但如如不动而已。如如，即真性空也。故不动也，人当返观，真空如如，则相自灭而心自住也，此即谓之即性而修。盖性即佛，修佛即所以修性，佛即法，故又不可以佛法名之。即经云所谓佛法者，即非佛法，犹恐人泥佛法耳。又云：是法平等，无有高下。法即谓真性，平等言上自诸佛，下至蠢动含灵，其真性皆同。故云平等而无有高下，即所谓无（梵语阿）上（褥多罗）正（三）等（藐）正（三）觉（菩提）也。盖真性即佛，以真性无得而上之，故云无上，然此性正相平等，故云正等。其觉无偏无亏，故云：正觉，然所演说真性，不曰如，而曰如如，凡一切为圣为贤为仙为佛，总是一如故名如如。所谓如来者，即诸法如义耳。如所修之人，已登彼岸，而谓之如来。若如未来之时，当十二时中，无一息不内照真空，则真性自现，现即所以入涅槃，而成正觉也。正觉即知其如来，如来者从真如来，故能成正觉以化众生，而为之如来佛也。凡菩萨谓之觉有情，同佛所证之谓觉，无明未尽之谓情。因无明未尽，不能满觉，故尚有情耳。

又问：不取于相，如如不动，又即续何以故？一切有为法，如梦幻泡影，如露亦如电，应作如是观。观言人能发菩提心者，持于此经，乃至四句偈等，受持读诵，为人演说，其福胜彼，以满无量阿僧祇（即无数之谓）。世界七宝，持用布施，观此若修佛者，应作六如观之。盖六如有形而无体性，若作是观，使心易于降伏。故复演说此偈，以作降伏之法，而谓之有为法乎？予曰：佛言不取于相，如如不动又恐不悟无相之理，故即云一切有为法，应作六如观之。盖六如乃速于变灭之物，凡世间一切有为之法，犹六如之变灭无常，应作是观，始之有为法，非修持之法。盖佛法无为，无为应无所住而生其心也。若将六如以作内观之法，岂非有住于心乎？况佛有云：如来于燃灯佛所于法……。

本体失而性反昧矣，性有元性，有气质性。元性，即先天之气。气质性，乃后天之气也。先天之气，即天所赋之灵光，名曰祖气，又名真种子。后天之气，乃父母以情而育体，故媾形之时，情动于内，所动之情，即交感之气，乃即为之后天气也。因有是气，故每遇物而生情，即名气质性耳。有此性，则本性渐失，而此性日长也。若能徐徐划除，则本元自见，而心之所知无不尽矣。

又问：人有先后二天之气，后天之气，得之父母媾形之时，先天之气，从何入乎？予曰：人因先有先天之灵气，然后有后天之气质性。性当未媾形时，其情未动，故乾坤之间，但有先天之气。已媾之后，坎离两破，情已内感，故又有后天之气也。若不先有是气，而何得有先天之名乎？

又问：人之幼时，性本不昧，因肾阳未足，故尔不灵，若人或病、或老年，肾阳不足，宜亦茫然无知，何故仍知觉乎？予曰：幼时肾阳未足，犹冬至一阳初生时，阳气渐长，其气渐升，以壮太阳之光，万物皆生也。人得肾阳渐长，以益其性，则知觉自灵。若或病、或老年，肾阳不足，犹夏至一阴生也，一阴渐生，则太阳燥烈，万物皆萎，此肾阳衰而阳反上浮，故仍知觉，若不知觉，则肾阳绝而死矣。

又问：小儿为纯阳之体，若人之幼时，肾尚未足，而何得有纯阳之名乎？予曰：凡父母媾精成胎，不论男女，总以父之阳精为主，母之阴血不过随精施化以成胎。出胎之后，阴少于阳，即食乳，亦但长阳而不长阴也。所以孩提时，体皆白而有神，此时名纯阳者，实因阴少于阳，并非因肾阳足而名之也。一食五谷，其色渐苍，乃五谷长阴故也。所以仙人十月胎圆之后，断除谷食，恐阴血日长，不能速成纯阳之体也。

又问：人因气质用事，故所欲多而其性自昧。然同有是欲，而又有智愚之别何也？予曰：此气之清浊所分也。得气清者，欲虽多而清灵；得气浊者，欲虽少而心昏。又问：何故人有气清、气浊之分？予曰：气之清浊，定于结胎时，若时在半夜，天气清和，阴阳递嬗之时，再得父母不食浊味，及心气和平之候，交而成胎，其气自清。若胎结日中，其子必忤逆，或值风雨交作之时，或父母食浊味，及酒后，其气必浊。若遇疾风暴雨，及父母大醉后，并心怀不正，生子不但气浊，必至顽劣，古人所以重胎教也。

又问：人之智愚，在结胎时，得气之清浊所定，乃有双胎，而所生各异何故？予曰：双胎因母之阴精，冲开父之阳精而成，如结胎之始，居母腹之左，则肾之原根足，居右则不足，左者气血发原之所，故足于左而不足于右。犹天地生物，同一土也，而有壮弱之茎焉。夫智愚总随气之清浊施化，然智有过不及，愚有甚不甚，又随肾原足不足所分，如双胎得气皆清，居左则肾原足，则智常过中，居右则不足，则智常不及。得气皆浊而左居之，则浊愈盛，愚亦愈甚也。

（十）耳痛时作时止

王肯堂治百户张锦，耳内不时作痛，痛而欲死，痛止如故。诊其脉，皆安静，非病也。话间痛忽作，王度其有虫，令即取猫尿滴耳，果出一臭虫，遂不复作。或用麻油滴之，则虫死难出，或用炒芝麻枕之，则虫亦出，但不及猫尿之速也。

〔源按〕虫入耳中，不独壁虱臭虫，如蚰蜒状类，蜈蚣而细甚者，亦能为害。昔有人昼卧，忽蚰蜒入耳，渐觉脑痛，知其入脑莫能为计。

一日将午饭，就案而睡，睡中忽喷嚏，觉有物出鼻，视之有鸡馔置案，蚰蜒已居其上，所痛随愈。

又一人患虫入脑而痛，或教以桃叶函枕，一夕虫自鼻出，状如鹰嘴，人莫识其名。

透冰丹：川大黄、山栀仁、蔓荆子、白茯苓、益智仁、威灵仙、白芷（各五钱），香墨（烧醋淬干细研）、麝香（各一钱），茯神（六钱），川乌（二两，水浸半月，切片焙干，用盐水炒），天麻、仙灵脾叶（洗焙），上为细末，炼蜜和如麦饭相似，以真酥涂杵，白捣万杵，如干，旋入蜜令得和丸如梧子大。用薄荷自然汁，同温酒化两丸，如卒中风，涎潮昏塞，煎皂荚、白矾汤，温化两丸。

升阳散化汤：柴胡（八钱），防风（二钱五分），葛根、升麻、羌活、独活、人参、白芍（五钱），炙甘草（三钱），生甘草（二钱），每服五钱，加姜枣煎。

左金丸：黄连（六两，姜汁炒），吴茱萸（一两，盐水泡），水丸。

六味地黄丸（见头门）

补中益气汤（见项门）

八味丸（见手足门）

黑逍遥散（见口门）

二、鼻

（一）鼻中出毛渐大如绳，痛不可忍

夏子益《奇疾方》云：有人忽鼻中出毛，昼夜可长二三寸，渐渐粗圆如绳，痛不可忍，摘去复生，此因食猪羊血过多所致。用生乳香、硇砂各一两为末，饭丸梧子大，每服空心临卧各服十丸，开水送下，服尽自落。

（二）鼻生红线

《奇病方》云：人有鼻中生红线一条，长三尺许，少动则痛，此饮

酒过多而然。方用硼砂一分，冰片一分，研为末，以人乳调之，点红线中间自愈。

（三）鼻大如拳

又云：有人患鼻大如拳，疼痛欲死，此乃肺经之火，热壅于鼻而不得泄。法当清其肺邪，去其鼻间之火，服解壅汤数剂自消。此方全在群入肺经以去其邪，故治随愈。此奇病而以常法治之者也。

（四）鼻孔各垂息肉如皂荚子，触之痛入心髓

《酉阳杂俎》云：永贞年，有东市富翁王布知之女，年十四五，患鼻孔各随息肉，如皂荚子。其根细如麻丝，长寸许，触之痛入心髓。其父破钱数百万，治之不瘥。忽一日，有梵僧乞食，因问布知，君女有异疾，吾能治之，布喜即就治，僧随取白色药吹鼻孔，少顷摘去之，出黄水，都无所苦，赏之百金不受而去。

〔源按〕息肉由胃中食积，热痰流注，古方俱用硼砂、白矾消。此二味色俱白，前案所吹之药白色者，或即此也。

（五）鼻端赘如拳石，缀鼻根蒂如筋

《集异记》云：狄梁公性好医药，尤妙针术。显庆中，应制入关，路旁大榜云：能疗此儿，酬绢千匹。有富室儿，鼻端赘如拳石，缀鼻根蒂如筋，痛楚危急。公即脑后下针，疣赘应手而落，其父母备千绢奉焉，公不顾而去。

（六）脑疳

《圣惠方》云：有小儿患脑疳，鼻痒不止，毛发作穗，身体黄瘦，用鲫鱼胆滴鼻中，数日取效。

（七）控脑砂

《医学正传》云：有人患脑崩流汁，鼻中时流臭黄水，兼痛。名控脑砂，有虫食脑中故也。用丝瓜藤近根三五尺，烧存性，每服一钱，温酒下，以愈为度。

（八）鼻额痛

许学士治检正患鼻额间痛，或麻痹不仁，如是数年，忽一日，连唇口颊车发际皆痛，不能言语，饮食皆妨。许作足阳明经受风毒，传入经络，血凝滞而不行，故有此症，或以排风小续命、透髓丹之类与之，皆不效。制犀角升麻汤赠之，数日愈。夫足阳明胃也，经云：肠胃为市。又云：阳明多血多气，胃之中腥膻五味无所不纳，如市廛无所不有也，以其熟腐饮食之毒聚于胃。此方以犀角为主，解饮食之毒也。阳明经脉环唇，挟舌起于鼻，合额中，循颊车，上耳前，过客主人，循发际，至头颅。今所患皆一经络也。故以升麻佐之，余药涤除风热，升麻、黄芩专入胃经，稍通者自能晓。

（九）食挂

史载之治朱思古，眉州人，年三十岁，得疾不能食，闻荤腥即呕，惟用大铛，旋煮汤沃，淡饭食之，医莫能治。史曰：俗皆不读医经，而妄欲疗人之疾，可叹也。君之疾，正在《素问》经中，名曰食挂。凡人之肺六叶，舒张而盖。下覆于脾，子母气和，则进饮食。一或有疾，则肺不能舒，脾之为敝，故不嗜食。遂授一方，清气顺肺为治。服之三日，病者鼻闻肉味觉香，取啖之甚美。此事宋人载于传记，江篁南云：余考之岐黄书，皆无食挂之说，或记者假托耳，或史公大言以欺世欤？皆未可知也。

（十）饮食从鼻出

孙东宿治太学孙中叔，以暑月赴南雍，一日转班出，索茶饮，饮辄逆流左鼻，茶入腹者十之三。几一月，不惟茶水为然，粥饭亦多从鼻出。渐加恶心，头晕，肌肉削，四肢无力，心益惴惴，亟归，就孙治。孙云：诸医认何症？投何药？中曰：医皆谓诸逆上冲，皆属于火，故投剂非黄连解毒，即三黄、石膏、栀子、黄柏、知母、天花粉、葛根之属。孙曰：治病贵辨明经络，与经络之出纳虚实明藏象，察经度，究竟夫病机病能，此扁鹊所以随俗为变也，何尝拘拘守方书哉！《内经》有云：咽喉者，水谷之道路也。喉咙者，气之所以上下者也。颃颡者，分气之所泄也。人之鼻渊涕出不收者颃颡不开也。子之症，亦颃颡不开之类尔。颃颡不开，故气上而不下，会厌弱而不能掩其气喉，夫鼻与气喉相通，惟不掩，故饮食逆从鼻窍而出。不见常人偶气逆而饮食自喷嚏出乎？即其例也。且右脉缓弱无力，气虚明矣。《内经》云：形寒饮冷则伤肺。又曰：脾胃喜温而恶寒。又云：视听明而清凉，香臭辨而温暖。子多服寒凉，此所以恶心、头晕、肌削也，症当温补。盖肺属金而主气，金气旺则收敛不降，气下降则饮食从气下矣。以六君子汤加辛夷、桑白皮、苡仁、沉香，一进而缓，三进止大半，七剂全安。

（十一）灯花癖

明宗室富顺王，一孙嗜灯花，但闻其气即哭索不已。时珍诊之曰：此癖也。以杀虫治癖之药丸，服一料而愈。

解壅汤：黄芩、甘草、麦冬、花粉（各三钱），桔梗、天冬（各五钱），紫菀（二钱），苏叶、百部（各一钱），水煎服。

犀角升麻汤：犀角（十两），升麻、防风、羌活（各三两），川芎、白附子、白芷、黄芩（各五钱），甘草（一钱），上用四钱，水煎，食后临卧各一服，一日共服四次。

六君子汤（见目门）

三、舌

（一）舌缩喉间

《奇病方》云：人有患舌缩入喉咙，乃寒气结于胸腹之故。急用附子、肉桂、干姜各一钱，白术五钱，人参三钱，服之则舌自舒矣。

（二）舌出不收

又云：有人患舌吐出，不肯收进，乃阳火盛强之故。以冰片少许，点之即收。继服全舌散，二剂自安。

（三）舌出过寸

丁志云：临安民有因患伤寒，舌出过寸，无能疗治，但以笔管通粥饮入口，每日坐于门。一道人见之，咨嗟曰：吾能疗此。顷刻闻耳，奈药不可得，当竭力访之，不肯告而去。明日又言之，至于旬时，会中贵人罢归，下马观病者，道人适至，其言如初。中贵问所须，乃梅花冰片也。笑曰：此不难耳。即遣仆驰取以付之。道人即研为末，掺舌上，随手而缩。凡用五钱，病立愈。

（四）惊后舌出

《王明清余话》云：王贶，字子亨，本士人，为南京宋毅叔婿。毅叔医名擅南北，贶初传其学未精，薄游京师，甚凄然，会盐法有变，有大贾观偈示，失惊呬舌，遂不能复入。经旬遂不食下咽，尪羸日甚，国医不能疗，其家忧惧。榜于市曰：有治者，当以千万为谢。贶利其所售之厚，始往应其求。既见贾之状，忽发笑不能止，心以未易措手也。其家人怪而诘之，贶诊为大言笑之曰：所笑辇毂之大如此，乃无人治此小疾耳？语主人家曰：试取《针经》来。贶漫检之，偶有与其疾似是者，贶曰：尔家当勒状与我，万一不能治，则勿扰我。我当为针之，可立效。主病者不得已，亦从之。即针舌之底，抽针之际，其人若委顿状，顷刻舌遂伸缩如平时矣。其家大喜，谢之如约，又为之延誉。是时翕然名动京师，家既小康，始得尽心《肘后》之书，卒有闻于世。事之偶然有如此者，贶后以医得幸。宣和中，为朝请大夫，著《全生指迷论》，医者多用之。

（五）舌硬如铁，血出不止

《圣惠方》云：有人忽舌硬如铁，血出不止，用木贼煎水，漱之即愈。

〔源按〕经云：心脉系舌本，脾脉络舌旁，系舌下，故舌病多二经之所致也。又云：心热则生疮，脾热则强硬。舌尖肿胀叠厚，为重舌。舌肿硬而不柔和，挺然胀满，或出口者为木舌。乃心脾二经之火上壅。

急以针砭，刺出毒血，以杀其标，然后以泻心脾之药，治其本可也。观此则舌硬如铁，而血出不止，则火已开泄，可不用针砭，独用木贼一味，升散火邪，乘其势而提之，故但漱而愈。

（六）舌衄

《良方》云：一人无故舌上出血，仍有小窍，医者不晓何疾，偶曰：此名舌衄。炒槐花为末，掺之而愈。

（七）舌痹

又云：人有患舌痹或麻，此痰气滞于心胞络也，服顺气豁痰汤自愈。

〔源按〕舌痹，亦有患心血不足，不可作风热及痰治，须用理中汤合四物汤治之。

（八）舌烂遇大风欲扑地

立密云：先兄口舌糜烂，痰涎上涌，饮食如常，遇大风欲扑地。用补中益气汤及八味丸即愈。间乐数日，仍作。每劳苦，则痰盛目赤，漱冷水舌稍愈，顷间舌益甚，用附子片含之即愈，服煎药诸症方痊。

（九）中仙茅毒，舌胀出口，大与肩齐

《医说》云：一人中仙茅毒，舌胀出口，渐大与肩齐，即以小刀劖之，随破随合，劖之百数，始有血一点。曰：可救矣。煮大黄、朴硝与服，以药掺之，应时消缩。此皆火盛性淫之人，过服之害也。

（十）舌根及舌尖肿起与原舌大三倍

戴人治南邻朱老翁，年六十余岁，身热数日不已，舌根肿起，和舌尖亦肿，肿至满口，比原舌大三倍，一外科以燔针，刺其舌两旁，下廉泉穴，病势转凶。戴人曰：血实者宜决之。以排针磨令锋极尖，轻砭之，日砭八九次，出血约二三盏。如是者三次，渐觉血少，病减肿消。夫舌者，心之外候也。心主血，故血出则愈。又诸痛痒疮疡，皆属心火。燔针艾火，皆失此义也。薛新甫云：凡舌肿胀甚，宜先刺舌尖，或

舌上，或边旁出血，泄毒以救其急。惟舌下廉泉穴，此属肾经，虽当出血，亦当禁针，慎之。

（十一）产后因哇舌出

甄立言治一妇，正产之时，收生妇以温水进之，误用鹿角脂，女子涂鬓发也。因哇而舌出，产后数日不能收，医药屡不应。甄以朱砂涂其舌，仍命作产子状，以两妇人掖之。乃使人潜于壁外，多奉缶器，向危处掷地作声。声闻而舌收矣。

（十二）舌断

薛己治一小儿，舌断半寸许，敷洪宝丹，服四物汤加柴胡，痛定血止。次服四君子汤加柴胡、山栀，月余而舌自完。

〔源按〕小儿跌扑断舌，须乘热接上。古法急用鸡子轻击周遭，去硬壳，取膜套舌，以洪宝丹敷膜上，自然接续。若良久舌已冷，不必用接，但以洪宝丹敷之，其舌亦生。

（十三）平时无故舌出

予同郡有一富家妇，年五十余，忽一日舌出不收，别无他恙，医作风痰治不效。一医于风痰药中，加蕲蛇舌一枚，煎服而愈。

全舌散：黄连、人参、白芍（各三钱），柴胡、菖蒲（各一钱），水煎服。

顺气豁痰汤：半夏（一钱半），茯苓、橘红、栝蒌、贝母、黄连、桔梗、枳壳（各一钱），香附（七分），甘草（四分），姜三片，水煎服。

理中汤：白术（土炒，二钱），人参、干姜（炮）、甘草（各一钱），水煎服。

洪宝丹：天花粉（三两），姜黄、白芷、赤石脂（各一两），上为末，茶汤调敷患处。

补中益气汤（见项门）

八味丸（见手足门）

四物汤（见头门）

卷之三

一、口

（一）失说物望

夏子益《奇疾方》云：有人病卧床，四肢不能动，只进得食，好大言说吃物，谓之失说物望病。治法：如说食猪肉时，便云你吃猪肉一顿，病者闻之即喜。遂置肉令病人见，临要却不与食，此乃失说物望也。当自睡中涎出便愈。

〔源按〕此症为阳盛于内，故好大言，而善说吃物。且阳盛则气壅，气壅则脉络不利，故四肢不能举动。治法：说所食之物，而即许食之，使病人心喜。即经所谓喜则气散。然置物令见而却不与食者，所谓食入于阴，长气于阳，故但使其望见彼见所喜之物，而不得食，故便能使口中涎出。盖涎即痰也，痰即火，火即气，同物而异名。涎出则气自衰，而病自愈也。

（二）肉坏

又云：有人患口鼻出腥臭之水，以碗盛之，状如铁色虾鱼，如粒米大，走跃不住。以手捉之，即化为水。此肉坏也，任意馔食鸡肉自愈。

〔源按〕此症因口鼻所出腥臭之水，而名肉坏。良由患毒于内膜之处，因化肉如脓若水，故所出之水腥而臭也。以碗盛之，状如铁色虾鱼，亦由患肾脏所属之分使然。盖肾属水，其色黑，得肾脏之气所化，故色如铁，而状如水族之物也然。此水何故不从内下？此乃感人气血之灵，故能走跃水中。所以得随上升之气，从口鼻而出。若捉之又即化为水，此气散故也。凡毒从肺气所化，其脓色多白。盖肺属金，其色白，得从化而为白也。此毒生于内膜，在肾脏所属之分，非肺之当令，故即随是脏之气所化，以得是脏所属之色也。鸡肉补虚温中，而又能攻毒。盖至阴之毒，非攻不可，攻之则毒散，即《内经》所谓其治宜毒药是也（俗蒸鸡汗发痘疮，其效立见，此攻毒之验也）。

（三）口生肉球

又云：有人患口中生肉球，有根如线五寸余，如钗股。吐出乃能食物，捻之则痛彻心者，麝香研末一钱，水服之，日三，自消。

〔源按〕此症口生肉球，而但云口内，此必生于舌。经云：心脉系舌本，脾脉络舌旁，系舌下，凡舌病，皆心脾二经之所致也。故捻之痛应于心。此由脾土不利，经脉不顺，而有是患。所谓子病母亦病，而又实者当泻其子。故但用麝香入脾治肉之味，通其土气，开其经络，则怪肉消而病自愈也。

（四）伤寒并热霍乱

又云：有人忽气上喘，不能言语，口中流汁，吐逆，齿皆摇动，如欲脱状。气喘转大，闷绝复苏，名曰：伤寒并热霍乱。用大黄、人参各半两，水三盏，煎至一盏，去滓热服自安。

（五）饮油

又云：有人饮油至五斤方快意，不尔则病。此是发入于胃，气血裹之化为虫也。雄黄半两为末，水调服之，虫自出。

（六）唇上生疮，久则疮口出齿

《奇病方》云：有人患唇上生疮，久则疮口出齿牙于上唇者，乃七情忧郁，火动生齿故也。方用柴胡、白芍、当归、生地各三钱，黄芩一钱，天花粉二钱，白果十枚，水煎服。外用冰片一分，僵蚕一钱，黄柏炒三钱，共为末，掺之齿自消也。

（七）髓溢

张鸡峰《备急良方》云：有人患牙齿日长，出口难食，名髓溢病。用白术煎汤漱服，即愈。

（八）斛茗瘕

《搜神记》云：桓宣武有一督将，因时行病后虚热，便能饮馥茗一斛二斗乃饱。若减升合，便以为不足。后有客造之，更进五升，乃大吐一物，如升大有口，形质缩约，状似牛肚。客乃令置之盆中，以斛二斗馥茗浇之，此物吸之都尽而止，觉小胀。又增五升，便悉混然从口中涌出，既吐此物遂瘥。或问此何病，答曰：此病名斛茗瘕。

（九）病后大餐

东坡《物类相感志》云：齐谐记载江夏安陆县，隆安中有人姓郭，名垣。得天行病后，遂能大餐，每日食至一斛，五年家贫，行乞于市。一日大饥，至一园，食薤一畦，大蒜一畦，便闷极卧地。须臾大吐，吐一物如笼，渐渐缩小，有人撮饭于上，即消成水，而病遂瘳也。

（十）食鲙忽梗咯出一骨珠，倏成如人

《酉阳杂俎》云：和州刘录事者，大历中罢官，居和州傍县，食兼数人，尤能食鲙。尝鲙味，未尝果腹。邑客乃网鱼百余斤，会于野处观其下箸。刘初食鲙数碟，忽似小哽，因咯出一骨珠子，大如豆，乃置于茶瓯中，以碟覆之。食未半，怪覆瓯碟倾，侧举视之，骨珠子已长数寸如人状，座客共观之，随视而长，顷刻长及人。遂摔刘，因相殴流血，良久各散走。一循厅之右，一转厅之左，俱及后门相触翕成一人乃刘也，神已痴矣，半日方能语。访其所以，皆不省之，刘自是恶鲙。

（十一）销鱼精

《广异记》云：句容县佐吏，能啖鲙至数十斤，恒食不饱。县令闻其善啖，乃出百斤，吏快食至尽，因觉气闷，久之吐一物，状如麻鞋。令命洗出安鲙所，鲙悉成水，医莫能名。令命小吏持扬州卖之，冀有识者试之，若有买者，当高举其价，看还几钱。有胡求买，增价至三百贯文，胡辄还之。初无酬酢，人谓胡曰：是县令句容家物，问此是何物。胡云：是销鱼之精，亦能消腹中块病。患者以一片如指端，绳系之置病所，其块即消。我本国太子，少患此病，父求愈病者赏之千金。君若见卖，当获大利，令竟卖半与之。

（十二）食鱼吐物如虾蟆

《宣室志》云：永徽中徐爽有，每食生鱼三斗乃足。一日饥，作鲙未成，忍饥不禁，遂吐一物如虾蟆，自此不复能食鲙矣。

（十三）鱼瘕

《名医录》云：虞侍郎，苏州人，平生喜食生鱼鲙。中年病腹坚，倒身不得，每发疼痛几死，累治不效。一善医切脉曰：侍郎右关脉伏，伏为积聚，有生冷之积，成瘕在腹，则疼不可忍，可以药取之，令用橄榄汁，吞丸子药数粒，晚下利一盆许，是鱼鲙娄，前一截皆成鱼矣，从此遂安。

（十四）消面虫

《说渊》云：陆颙吴郡人，自幼嗜面食，食愈多而质愈弱，胡人以药吐一虫，长二寸许，色青状如蛙，此名消面虫，实天下之奇宝也。其说甚异，不具述。

（十五）嗜污泥

玉田隐者云：一女子忽嗜河中污泥，每日食数碗方快。有一医用壁间败土，调水饮之遂愈。丹溪云：吃泥，胃气热也。用黄芩、白术、茯苓、软石膏煎服。

（十六）食生米

《杨氏经验方》云：益昌伶人刘清啸一娼，名曰花翠，年及逾笄，好食生米。惠民局监赵尹，用苍术，米泔水浸一宿，剉焙为末，蒸饼和丸梧子大，每服五十丸，食前米饮汤下，日二服，两旬而愈。此症因食生熟物留滞肠胃，遂至生虫。久则好食生米，否则终日不乐，至憔悴萎黄，不思饮食，以害其生。

（十七）又案

《医说》云：昔慎恭道，肌瘦如劳，唯好食米。缺之则口出清水，食之顿便如常，众医莫辨，有蜀僧道广，以鸡矢同白米合炒为末。以水一钟调服，良久吐出如米形，即瘥。

（十八）齿间生肉，渐胀塞口不能开

又云：汪丞相徽之，祁门人，平日好食动风物，性尤嗜蟹，或作蟹胥、蟹签，恣啖之。一日得风热之疾，齿间壅出一肉，渐大胀塞，口不能闭，水浆不入，痛楚待尽。已而有一道人言能治此疾，丞相命医之，不日而愈。其法用生地黄汁一碗，猪牙皂角数挺，火上炙令热，蘸生地汁令尽，末之。敷壅肉上，随即消缩。

（十九）酒癖

《圣济录》云：有人患时复呕吐，腹中有水声者，此酒癖也。川芎、三棱炮，各一两，为细末，每服二钱，葱白汤下。

（二十）酒后吐物如舌

镇阳有士人嗜酒，日当数斗，至午夜饮兴一发，则不可遏，一夕大醉，呕出一物如舌，视无痕窍，至欲饮时，眼偏其上，蠢然而起，家人沃之以酒立尽，至常日所饮之数而止，士人由是恶酒。

（二十一）嗜酒不与吐物如猪肝

一人自幼好酒，片时无酒，叫呼不绝，全不饮食，日渐羸瘦。或执其手缚柱上，将酒与看而不与饮，即吐一物如猪肝，入酒内，其人自此遂恶酒。

（二十二）鸭瘕

《异苑》云：宋元嘉中，有人食鸭成癥瘕，以秫米研粉调水服之，须臾烦躁，吐出一鸭雏而愈。孙真人云：如食鸭肉成病，必胸满面赤，不食，以秫米泔水一盏饮之。

（二十三）鸡瘕

《疮疡经验》云：有人病冷痰，医用大蒜一枚煮服，吐一物如升大，外痰包裹，开视之，乃鸡雏也。再服，吐十三雏而愈，病名鸡瘕。此因食白沦鸡过多故也。

（二十四）牙痛用钗股置牙间银色即变黑

《泊宅编》云：洛阳李敏求赴言东吴。其妻牙疼，每发呻吟，不堪忍。用钗股按置牙间，少顷银色辄变黑，此毒气所致。沿路屡医，殊无一效。嘉禾僧会海，为制一物，服之半年，所苦良已。后因食热面又作，坐间作汤，以进一服而愈。其神速若此。视药之标题初不著明，但云活血凉血而已。敏徐扣之，知是四物汤，盖血活则凉，何由致壅滞以生疾。

（二十五）口疮上至口，中至咽，下至胃脘皆痛

《儒门事亲》云：一男子病口疮数年，上至口，中至咽，下至胃脘皆痛。不敢食热物，一涌一泄一汗，十去其九，次服黄连解毒汤，不十余日皆释。

（二十六）口唇紧小

《纲目》云：有人患口唇紧小，不能开合饮食，不治杀人。以白布作大炷安刀斧上，烧令汗出，拭涂之，日三五度，再以青布烧灰酒调服。

〔源按〕经云：肝督冲任四脉，皆络唇者也。一有受邪，则唇亦为之病，风则动，寒则紧，燥则干裂，气郁则生疮，血少则涩而无血色。治法内理脾胃，外敷以药，无不愈。乃前案所治，外用铁物取汗，制肝经之毒，内服青布烧灰，解毒而兼去风。此不独为寒所害，而更有风毒为患，治宜审症，不可执治。

（二十七）食蛇成噎

《名医录》云：隋有患者，尝肌而吞食，则下至胸，便即吐出。医作噎疾、膈气、翻胃三候治之无验。有老医任度视之曰：非三疾，盖因食蛇肉不消所致，但揣心腹上有蛇形也。疾者曰：素有大风，尝求蛇肉食，风稍愈，复患此疾矣。遂以芒硝、大黄合而服之，微泄利而愈。

（二十八）娠妇吐痰及食，每寅卯时作，作时觉小腹有气冲上

丹溪治一妇，孕三月，吐痰水并饮食。每日寅卯时作，作时觉小腹有气冲上，然后膈痛而吐。面赤微躁，头眩卧不能起，肢疼微渴，盖肝火挟冲脉之火冲上也。一日甚，二日轻，脉和，右手寸高，药不效者，将二月余。用沉香磨水，化抱龙丸一服，膈宽气不上冲，二三服吐止，眩减而安。

（二十九）口中气出如烟雾

一人患气上冲，口出如烟雾，耳内常鸣，此冲脉逆上。与八物汤，加炒黄连二分，黄柏三分，数剂而愈。

（三十）口臭如登厕

张子和治一人，年二十余岁，病患口中气出如登厕，虽亲戚莫肯对语。戴人曰：肺金本主腥，金为火所乘，火主臭，应便如是。久则成腐，腐者肾也，此亢极反兼水化。病在上，宜涌之。以茶调散涌去其七，夜以舟车丸、浚川丸五七行，比旦而臭断。

（三十一）真强

罗谦甫治韩子玉父，年逾六旬，病消渴，至冬反添躁热，须裸袒，以冰水喷胸腋乃快。日食肉面数回，顷时即饥，如此月余。罗诊得脉沉细而疾，以死决之。子玉泣曰：病固危笃，君尽心救之，则死而无恨。罗曰：夫消之为病，其名不一，曰食、㑊曰消中、曰宣疾。此高粱之所致也。阳明化燥火，津液不能停，自汗小便数，故饮一溲二，胃热则消谷善饥，能食而瘦。王叔和云：多食亦饥，虚是也。此病仲景所谓春夏剧，秋冬瘥，时制故也。令尊今当瘥之时反剧，乃肾水干涸，不能制其心，而独旺于不胜之时，名曰真强，乃孤阳绝阴者也。且人之身为主，天令为客，此天令大寒，尚不能制其热，何药能及。《内经》云：主胜逆，客胜从，正以此也。设从君治疗，徒劳而已。固辞而归，后易医与

灸，数日而卒。

（三十二）齿痛若击

薛己治四明屠寿卿，孟夏，当门齿如有所击，痛不可忍。脉洪大而弦。薛曰：洪弦相搏，欲发疮毒也。先用清胃散加白芷、银花、连翘，痛即止。至晚鼻上发一疮，面肿黯痛，更用前药加犀角十剂。肿至两额，口出秽气，脉益大，恶寒内热，此毒炽血瘀，药力不能骤敌。乃数砭患处与唇上，并刺口内赤肉，各出毒血，再服前药至数剂而愈。若泥尻神不行砭刺，或全仗药力，鲜不误矣。

（三十三）一妇每产后齿根皆动

吴江史生之内，每产后齿根皆动，必逾日乃止。复怀妊临月，时薛偶至，言及此症，留十全大补汤二剂，令产后煎服，齿不复动矣。

（三十四）三年不进食

一妇年三十余，忽不进食，日饮清茶、水果，三年余矣。薛为脾气郁结，用归脾汤加吴茱萸四剂，遂饮食如常。若人脾胃虚而不饮食，当以四神丸治之。

（三十五）嘈杂好啖肉

孙东宿治叶润斋，年四十，心膈嘈杂，好啖肉，一日不能缺，缺即身浮力倦，神魂无措，必急得肉乃已，见则大嚼，及入腹，腹又大痛，痛极则吐酸水稠涎，然后定。稍定，又思肉啖也。其痛苦之态，叫喊之厉难状，见之酸鼻。或有谕之曰：古云，与其好肉而受痛，孰若绝肉以无楚也。久病脾虚，肉入难化，故使作痛，此妇人女子且知之，汝丈夫独不慎何哉？润曰：何吾岂不知绝肉之为愈也？盖痛虽苦尚能熬，若嘈杂则遍身淫淫苏苏，左右无可奈何，手足无所把捉，顷刻不能自存，有近于死不能熬，急需食肉少苏。吾岂纵口求痛哉？不得已也。孙诊其脉，大小不等，观其色，唇红脸黄。孙曰：据色脉，乃虫症，非祟也。予能痊之，先与雄黄丸一服，不瘳。改用腻粉五分，使君子一钱，为末，用鸡子打饼，五更空心饲之。辰刻下长虫十条，内有二大者，长尺有咫，自首贯尾皆红。下午又下小虫百余，自此再不喜肉，而嘈杂良愈。

（三十六）齿荎

崇祯时，武林姚应凤，有一人患左唇生一红痣，别无他苦，姚视之曰：此齿荎也，三年必死。其人怒不应。三年齿溃，诣求救，谢曰：君天谴也，不能过期矣。

（三十七）食猪肉每身体战栗

当湖汪希生内政，中年时，每食猪肉即身体战栗，屡易不效。后因他病，服逍遥散数剂，旧患亦愈。汪时在燕京蒋相国家，予过之，言及此症，并问其故。予曰：《素问》云：诸禁鼓栗，皆属于火。症由食猪肉战栗，此肝胆素有郁热故也。因食发风动气之味，徒引动其病，而不能力开其郁，故每食即发。逍遥散乃开郁散火之剂，所以偶服得愈。

或问前症，每因食物动其内火，而何以内火动，即战栗乎？予曰：素注云，火性就燥，内热既甚，卫外之阳，皆凑入内，故外反鼓栗。此症因食物引动其火，至内火益炽，乃卫外之阳，以就火性之燥，皆凑入内，其重虚其外，故即战栗。移时火伏气静，而卫阳复回，病愈如故。

（三十八）痰出如墨

一妇不月，发热嗽痰如墨，疏表转甚。脉之而尺倍数。症由经水逆上，痰血相混。因火极似水，故色黑，而治表反剧。经云：人有两死，而无两生。盖汗即血之液，病失血，复发其汗，血汗两伤，此即两死，无两生也。兹当四物汤加知、柏、牛膝服四剂，经至而愈。

（三十九）口吐糟粕

乙酉春，有绍兴杨石林云漕白一人，忽患腹大痛，约二日许，糟粕悉从口出，医无措剂。适有医云：此阴阳错乱，肾气逆上，用茯苓五钱数服而愈。后又有患者，服之亦随愈。

黄连解毒汤：黄连，黄芩，黄柏，栀子，等分，水煎服。

抱龙丸：胆星（一两），天竺黄、雄黄、辰砂（二钱），麝香（少许），上为末，煮甘草汁，丸弹子大，阴干。每服一丸，气喘有痰加枯矾。

八物汤：生地、当归（各三钱），芍药（二钱），川芎（一钱五分），木香（五分），槟榔、枯楝、延胡索（各一钱），水煎。

茶调散：瓜蒂、茶叶为末，每服二钱，斋汁调服，取吐。

舟车丸：黑牵牛（四两，炒），大黄（一两，酒浸），甘遂（面裹煨）、大戟（面裹煨）、芫花（醋炒）、青皮（炒）、橘红（各一两），木香（五分），轻粉（一钱），水丸。

浚川丸：黑牵牛（二两），芒硝（一两），郁李仁（一两五钱），大黄（一两），甘遂（五钱），轻粉（五分），水丸姜汤下。

清胃散：升麻（五分），生地黄、丹皮、黄连、当归（各三分），水煎服。

逍遥散（此方加熟地名黑逍遥散）：柴胡，薄荷，当归，白芍，陈皮，甘草，茯苓，白术，加姜煎。

归脾汤：人参、白术（土炒）、茯神、枣仁（炒）、龙眼肉（各二钱），黄芪（炙，一钱五分），当归、远志（各一钱），木香、甘草（炙，五分），姜枣煎。

四神丸：破故纸（四两，酒浸、炒），五味子（一两，炒），肉豆蔻（二两，面裹炒），吴茱萸（一两，盐汤泡），用大枣百枚，生姜八两，切片同煮。枣烂去姜，取枣肉，捣丸每服二钱，盐汤下。

四物汤（见头门）

十全大补汤（见手足门）

六君子汤（见目门）

二、面

（一）头面生光手近如火炽

夏子益《奇疾方》云：有人患头面生光，他人手若近之，如火炽者，此中蛊也。用蒜汁半两，和酒服之，当吐出如蛇状，乃止。

（二）眉毛动摇，目不能交睫，唤之不应

又云：有人患眉毛动摇，目不能交睫，唤之不应，但能饮食，此亦中蛊而心迷也。方用同上，亦当吐出蛇状而愈。

〔源按〕《梅师方》云：凡中蛊毒，或下血如鹅肝，或吐血，或心腹切痛，如有物咬，不即治之，食人五脏即死。若欲知是蛊，但令病人吐水，沉者是，浮者非也。用败鼓皮，烧灰方寸匕，须臾自呼蛊主姓名。《搜神记》云：外姊夫蒋士先，得疾下血，言中蛊。其家密以蘘荷叶置于席下，忽大笑曰：蛊我者，张小小也。乃收小小，小小亡走，自此解蛊毒用蘘荷，往往有验。予考本草蘘荷。即今甘露是也，又名芭蕉。

（三）面生五色疮

又云：有人患面上生疮，疮上现五色者，即用盐汤浸绵榻疮上，五六度即愈。

〔源按〕经云：其色多青则痛，多黑则痹，黄赤则热，多白则寒，五色皆见，则寒热也。此症疮现五色，乃热中有寒也。盐能清火解毒，凡煎盐用皂角收之，所以盐味微辛，辛能散寒搜风，故愈。

（四）面颊生虱瘤

丁志云：临川有瘤生颊间，痒不可忍，每以火炙则差止，已而复然，苦甚。一医告之曰：此真虱瘤也，当剖而出之。取油纸围顶上，然后施砭，瘤方破，小虱涌出无数。最后一白一黑，两大虱皆如豆壳，中空空无血，与颊肉了不相干，略无瘢痕，但瘤所障处正白耳。

（五）开甑热气熏面，致面部浮肿，口眼皆闭

张德俊云：顷年和倅，余杭人，将赴官。因蒸降真木犀香，自开甑，面扑甑上，为热气所熏，面部浮肿，口眼皆为之闭。更数医莫能治，最后一医云：古无此症，请以意疗之，于是取寺僧久用炊布，烧灰成性，随敷随消，不半日而愈。盖以炊布受汤上气多，反用以出毒，亦犹以盐水取咸味尔，医者之智亦可喜。

（六）斑鸠毒

全浙夫人，忽一日面上生黑斑数点，数日后，满面俱黑，遍医治不效。忽过一草泽医云：夫人中食毒，治之一月平复。后校其方，止用生姜汁服之。问其故，云：夫人日食斑鸠，盖此物常食半夏苗耳，是以中毒，故用生姜以解之。

（七）忧思饮食失节，面色黧黑环口尤甚

罗谦甫治一妇，年几三十，忧思不已，饮食失节，脾胃有伤，面色黧黑不泽，环唇尤甚。心悬如饥状。又不欲食，气短而促。大抵心肺在上，行荣卫而光泽于外，宜显而不藏。肝肾在下，养筋骨而强于内，当隐而不见。脾胃在中，主传化精微，以灌四旁，冲和而不息，其气一伤，则四脏失所，忧思不已，气结而不行。饮食失节，气耗而不足。使阴气上溢于阳中，故黑色见于面。又经云：脾气通于口，其华在唇。今水来侮土，故黑色见于唇。此阴阳相反，病之逆也。《上古天真论》云：阳明脉衰于上，面始黑，故知阳明之气不足，非助阳明生发之剂，无以复其色。故以冲和顺气汤主之。《内经》云：上气不足，推而扬之。以升麻苦平，葛根甘温，自地升天，通行阳明之气为君，人之气，以天地之风名之，气留而不行者，以辛散之，防风辛温，白芷辛甘，以散滞气为臣，苍术苦辛，蠲除阳明经之寒，白芍酸寒安太阴经之祛弱。《十剂》云：补可祛弱，人参、羊肉之属，人参、黄芪、甘草甘温，补益正气为佐。《至真大要论》云：辛甘发散为阳，生姜辛热，大枣甘温，和荣卫，开腠理，致津液以复其阳，故以为使。每服早饭后，午饭

前，取升阳之时，使人之阳气易达故也，数服而愈。

（八）登厕闻臭面变黑色

孙招治一男子，因登厕被臭气熏触，隐忍良久，明日满面皆黑色，月余不散。相士断云：于出月外必死。至期无恙，孙招治以沉桉香各一两，剉碎安炉中，烧熏帐内，以被盖定。令病者瞑目端坐，候香尽，方可出帐，明日引鉴照之，面上黑色渐散矣。

（九）惊后用手掌掐两颊至颊破损

平江陈氏，因惊骇后常用两手指甲掐住两颊，至两颊破损，心中懊侬不安，脉数而实，诸药不愈。用牛黄凉膈丸，数服如故。

（十）木痹

一有人患面上麻木，不知痛痒，名曰木痹（此阳明经络受寒故也）。以牛皮胶化和桂末，浓涂一二分愈。

（十一）面肿起块如夜叉状

表兄屠学山治吴江王殿爵，患面肿兼起垒块，如木偶夜叉状，一无痛痒，医治数年不效。请学视之，学曰：面乃阳明部分，此因湿邪入阳明络脉而生痰也。经云：百病之始生也，必先于皮毛，邪中之则腠理开，开则入客于络脉。留而不去，传入于经，留而不去，传入于府，禀于肠胃。又云：邪之始入于皮也，溯然起毫毛，开腠理，其入于络也，则络脉盛，色变。其入客于经也，则感虚，乃陷下。此症因经未虚，其湿邪正留络脉，而未陷下也。故但患面部耳。然非药所能治，当用砭刺。即用小刀刺破唇内齿上断缝处，名断交穴，痰即流外，所出稠痰数碗。即面目如故，继服补脾调养之剂而安。

牛黄凉膈丸：牙硝、石膏、甘草（各五分），胆星（二钱五分），牛黄、紫石英（各一钱），麝香、冰片（各五分），寒水石（煅，五钱），上为末，甘草膏丸，绿豆大，每一丸，陈皮汤下。

三、项

(一) 项喉肿大非瘿非瘤，忽痛忽不痛，外现五色奇纹

《奇病方》云：有人患头项肿大，又非瘿瘤，忽痛忽不痛，外现五色之纹，按之半空半实，此乃痰病结成，似瘤非瘤，似瘿非瘿也。方用海藻、半夏、白芥子、南星、人参、桔梗、贝母各三钱、茯苓五钱，昆布一钱，附子一分，甘草一钱，水煎服，此方乃消上焦之痰圣药也。又有海藻、昆布，以去其瘿瘤之外象，消其五色之奇纹，妙在消痰而仍不损气，则胃气健而痰易化也。一剂知，二剂消大半，三剂则全消，四剂永不再发矣。

(二) 项生大猱

《续玄怪录》云：安康伶人刁俊朝，其妻巴姬，项生一瘿，初若鸡卵，渐大如升。积五年，大如数斛之鼎，重不能行，有声如音乐。积数年，瘿外生小穴，如针芒者，不知几千亿。每天阴欲雨，则穴中吹白烟，霏霏如线缕，渐高布散，结为屯云，雨则立降。其家少长惧之，咸请远送岩穴。妻惧送，请决折之。后朝即淬利刃，将及之中，轩然有声，遂四分破裂，有一大猱，跳跃而去。即以白絮裹之，瘿疾顿愈。时大定中也，后犹有说不具论。

(三) 蚁漏

一妇项下忽生一肿块，渐缘至奶上肿起，莫知何病。偶用刀刺破，出清水一碗，日久不合。有道人见之曰：此蚁漏耳，因用饭误食蚁故耳。询之果然。道人云：此易治，但用穿山甲数片，烧存性为末，敷遂愈，盖穿山甲蚁之所畏也。

(四) 项忽肿大如升

薛己治一男子，素善怒，左项忽肿，渐大如升。用清痰理气，而大热作渴，小便频浊。薛谓肾水亏损，用六味地黄，补中益气而愈。亦有

胸胁等处，大如升斗，或破而如菌、如榴，不问大小，俱治以前法。

（五）颈臂胁肋各结一核

举人江节夫，项臂胁肋各结一核，服祛痰降火软坚之剂益甚。薛为肝胆经血少而火燥也。江执前药，至明年六月，各核皆溃，脉浮大而涩。薛断秋金将旺，肝木被克，必不起，后果然。

（六）虱生项皮内

予郡大人，项边忽痒，渐起白痕一条，相延渐欲至喉，痒不可忍，群医莫识。一方士用刀轻开其痕，内出白虱不计其数而愈。士云：此即虱瘤之类，凡内皮作痒，或起痕，或高起，即是症也。

补中益气汤：黄芪（一钱五分，蜜炙），人参、甘草、白术、陈皮、当归（各五分），升麻、柴胡（各三分），姜三片，枣二枚煎。

六味地黄丸（见头门）

四、喉

（一）喉生肉层层相叠，渐肿不痛

夏子益《奇疾方》云：有人患咽喉生肉一块，层层相叠，渐渐肿起不痛，日久有窍出臭气，废饮食。用臭橘叶煎汤，连服而愈。

〔源按〕病患肿而不痛，或痛而不溃者，皆痰也。此症生肉喉间，层层相叠，渐肿不痛，亦痰之所为。久则但有窍出臭气，乃痰之毒，泄于外也。若非痰则必痛而溃矣。臭橘叶散气消痰，气散则痰化，故服之得愈。

（二）喉胃之间觉有物，行动而痛

华佗云：有人喉中似有物行动，吐痰则痛难忍。身上皮肤开裂，有水流出，目红肿而又不痛，足如斗肿而又可行，真绝世不见之症。此乃人食生菜，有蜈蚣子在叶，不知而食之，乃生蜈蚣于胃口之上。入胃则胃痛，上喉则喉痛，饥则痛更甚也。方用鸡一只，煮熟，五香调治，芬馥之气逼人，乘人睡熟，将鸡列在病人口边，则蜈蚣自然外走。若蜈蚣走出之时，当即拿住，或一条，或数条，候出尽自愈。大约喉中无物走动，则无蜈蚣矣。当即服全肤汤十剂，则皮肤之裂自愈，而双足如斗亦消矣。盖蜈蚣在上焦，非药入能救，因药下后即至胃中而蜈蚣却在胃口之上，故不能杀之也。所以引其外出，然后以药调治，其气血自愈。皮肤开裂者，乃蜈蚣毒气盘居肺边，肺生毛皮，故皮肤开裂。两足如斗，足乃肾之部位，肺居上为肾之母，母病则子亦病，然肾水不乏而毒留于肾部，故足之皮，大而浮，非骨之病也。所以能走耳，眼属肝，肝受肺气之毒熏蒸，故红肿耳。

（三）鼻生红线一条垂挂咽门

丹溪云：有咽痛诸药不效者，此非咽痛，乃鼻中生一条红线如发，悬一黑泡，大如樱珠，垂挂到咽门而止。口中饮食不入，惟用深取土牛膝根，独条肥大者，捣碎入好醋三五滴，同研细，滴入鼻中二三点，即系断珠破，吐出瘀血立安。

（四）饮食下咽若别有咽喉，斜过膈下至胁

《纲目》云：有人患饮食食下，若别有咽喉，斜过膈下，经达在胁，而作痞闷。以手按之，则沥沥有声。以控涎丹十粒服之，少时闷处热作，一声转泻，下痰饮数升。垂饮食正下，而达胃矣。

（五）骨梗呕出一条约三尺余，形如小肠

窦氏云：有一妇年二十三岁，怀妊九月矣。一日鱼骨梗喉间，至半日呕吐，继至以血碗许，鱼骨尚在喉中。忽吐一条约三尺余，形如小肠润五分。内有所食鱼菜、粉皮，饭未化，家人为推入口中，尚余五寸，其夫复纳之。遂昏倦，自此呕吐不止，汤亦不能进，延余治之，遂将生炭火一盆，放病榻前，以好醋一碗沃之，使醋气盈满其室，清其神也。进以牛黄清心丸，腹觉有微痛，再用人参一分，红花、丹皮、当归、川

芎、白芍、生地、阿胶煎服，五六帖病愈。

（六）食至喉间，觉喉中梗梗，宛转难下

孙东宿治臧少庚，年五十。每饮食胸膈不顺利，觉喉管中梗梗，宛转难下，大便燥结，内热，肌肉渐瘦。医与五香连翘汤、五膈丁香散，诸治膈之剂，尝试不效。孙至，观其色苍黑，目中炯炯不耗，惟气促骨立。孙知其有机心人也。其脉左弦大，右滑大。孙谓之曰：据脉乃谋而不决，气郁成火，脾志不舒，致成痰涎。因而血少便燥，内热肌消。张鸡峰有言，膈乃神思间病，即是推之，子当减思虑，断色欲，薄滋味，绝妄想，俾神思清净，然后服药有效。不然，世无大丹，而草木石何足恃哉？子既远来，予敢不以肝膈相照！兹酌一方颇妥，归即制服，其方用桂府滑石六两，炙甘草、白芥子各一两，萝卜子、射干、连翘各一两半，辰砂五钱，以竹茹四两煎汤，打馒头为丸，绿豆大。每食后及夜用灯心汤送下一钱五分，一日三服，终剂而病如失。

全肤汤：甘草、苡仁、当归（各一两），白芍（五钱），黄芪、防风（各五分），荆芥、陈皮（各一钱），水煎服。

控涎丹：甘遂（去心），大戟（去皮），白芥子，等分为末，糊丸，临卧姜汤送下。

牛黄清心丸（见目门）

卷之四

心神

（一）解㑊

《平人气象论》云：尺脉缓涩，谓之解㑊，（五注云：尺者阴部也，腹肾主之，缓为热中涩为无血，故解㑊也）。解㑊之证，懈倦困弱，寒不甚寒，热不甚热，恶见人，见人心惕惕然。或热多而汗出，肢体百骸散解，痿弱而不能任持，少气而不欲言左右，㑊（㑊音能，困弱也）不可以名其状，故谓之解㑊，注夏之证殆相似，亦虚类也。其治大生麦汤，足以注之，加木瓜、苡仁。

（二）血脉治

《史记》云：赵简子疾，五日不知人，大夫皆惧。于是召扁鹊，扁鹊入视病，出董安于问扁鹊，扁鹊曰：血脉治也，而何怪？昔秦穆公尝如此，七日而寤。寤之日，告公孙支于子舆曰：我之帝所甚乐，吾所以久者，适有所学也。帝告我晋国，且大乱，五世不安，其后将霸。未老而死，霸者之子，且令而国男女无别，公孙支书而藏之秦策。于是出夫献公之乱，文公之霸，而襄公败秦师于殽，而归纵淫。此予之所闻。今主君之病，与之同，不出三日必间，间必有言也。居二日半，简子寤，语诸大夫曰：我之帝所甚乐，与百神游于钧天广乐，九奏万舞，不类三代之乐，其声动心。有一熊可援，我帝命我射之，中熊，熊死。有罴来，我又射之，中罴罴死。帝甚喜。赐我二笥皆有副。吾见儿在帝侧，帝属我一翟犬曰：及而子壮也，以赐之。帝告我晋国且世衰，七世而亡，嬴姓将大败，周人于范魁之西，而亦不能有也。董安于受言，书而藏之。以扁鹊言告简子，简子赐扁鹊田四万亩。

（三）离魂

夏子益《奇疾方》云：凡人自觉本形作两人，并形并卧，一样无别，但不语。盖人卧则魂归于肝，此由肝虚邪袭，魂不归舍，病名离魂。用人参、龙齿、赤茯苓各一钱，水一盏，煎半盏，调水飞辰砂末一钱，睡时服，一夜一服，三服后，真者气爽，而假者即化矣。

（四）又案

金少游治徐太乙之女，年十六，许字巨族。而太乙日窘，女忧虑不食不寝，长卧目不瞑。太乙往郡城售丝未归，女卧床上，自言曰：若许，丝止价四钱八分，不满五数，侍者询其何以知之？答曰：予方随父入市也。太乙归，少游先问其丝价，太乙言其数果符。少游云：此离魂病也。用人参、黄连、龙齿安魂等药，平复。

（五）老鸦惊

王日新《小儿方》云：有小儿患惊风，大叫一声就死者，名老鸦惊。以散麻缠胁下及手足心，以灯火爆之。用老鸦蒜苗干，车前子等分为末，水调贴手心，仍以灯心淬手足心，及肩膊、眉心、鼻心，即醒也。

〔源按〕老鸦蒜，一名石蒜，又名一枝箭是也。

（六）卒死

《外台秘要》云：刘太丞毗陵人也，有邻家朱玉者，只有一子，年三十余，忽然卒死，脉全无。请太丞治之，取徐州半夏细末一大豆许，纳鼻中良久，身微暖而苏，迤逦无事。人问太丞：单方半夏如何活得死人？答曰：此南岳魏夫人方也。

〔源按〕此方救五绝。一曰自缢死，气绝；二曰墙壁崩压死，气绝；三曰溺水死，气绝；四曰鬼魇死，气绝；五曰产妇死，气绝，并能救之。昔葛生尝用此方救人，人问葛生何授得此神术能活人命？生曰：吾因入山采药，遇白衣人问曰：汝非葛医生乎？吾乃半夏之精，汝遇人有五绝之病，用吾救治即活。但用吾作细末，令干入鼻中，即复生矣。

（七）不汗厥

《坚夷志》云：成州团练使张子刚，名锐，以医知名，居于郑州刑部尚书。慕容彦逢为起居舍人，母夫人病，召锐于郑，至则死矣。时方六月，将就木，张欲入视，彦逢不忍，意其欲求钱。乃曰：道路之费，当悉奉偿，实不烦入。张曰：伤寒法，有死一昼夜复生者，何惜一视之？彦逢不得已，自延入，悲哭不止。张揭面帛注视，呼仵匠语之曰：可尝见夏月死者面色赤乎？曰：无。然则汗不出而厥尔。不死也。幸无呕敛，趋出取药。令以水三升，煮其半，灌病者。戒曰：善守之，至夜半大泻，则活矣。锐舍于外馆，至夜半时，守病者觉有声勃勃然，遗尿已满席，出秽恶斗余。一家大喜，遽敲门呼张。张曰：吾今体倦莫能起，然亦不必起，明日方可进药也。天且明，出门若将便旋然径命驾归郑。彦逢诣其室，但留平胃散一帖而已。其母服之，数日良愈。盖张为彦逢有求钱之疑，故不告而去，绍兴中流落入蜀，王柜叔问之曰：公之术，古所谓十全者几是欤？曰：未也，仅能七八尔。吾长子病，诊脉察色，皆为热极。命煮承气汤欲饮之，将饮复疑，至于再三，如有掣吾肘者，姑持杯以待。儿忽发颤悸，覆绵衾至四五，始稍定，汗出如洗，明日脱然，使吾药入口则死矣，安得为造妙。世之庸医，学方书未知万一，自以为是吁，可悲哉。

（八）饥虫

《疮疡经验》云：一老妇喉间及心中咬痛，得食则止，心思香燥之物。偶夏天猫绕足而叫，此妇素性爱猫，取鹿脯嚼之，喉中忽有物出，即取之堕地，头足皆有，五寸长许，乃饥虫也。

（九）病人灵府

许智藏梁人也。秦王俊有病，上驰召之。俊夜梦其亡妃崔氏泣曰：本来相迎，闻智藏将至，当必相苦，为之奈何？明夜俊又梦崔氏曰：妾得许矣，当入灵府避之。及智藏至，为俊诊脉曰：疾已入心，即当发痫，不可救也。果如言，俊数日而薨。

（十）狂毒歌

齐州有人病狂毒歌曰：五灵华盖晓玲珑，天府由城汝府中，惆怅此情言不尽，一丸采菔火吾宫。又歌曰：脚阳春，人间二月雨和尘，阳春踏尽秋风起，肠断人间白发人。后遇一道士作法治之，乃曰：梦中见一红裳女子，引入宫殿，皆红紫饰，小姑令歌。道士曰：此症犯大麦毒，女则心神，小姑脾神也。按医经萝卜治麦毒，故曰火吾官，即以药并萝卜食之愈。

（十一）神入百会穴

陈斗岩治一妇人，病厥逆。脉伏一日夜不苏，药不能进，陈视之曰：可活也，针手足阳明，气少回，灸百会穴乃醒。初大泣，既而曰：我被数人各执凶器，逐潜入柜中，闻小儿啼，百计不能出。又闻击柜者，隙见微明，俄觉火燃其盖，遂跃出。其击柜者针也，燃柜盖者，灸也。

（十二）遇神即昏聩

韩光武寓洋洲得异疾。与神物遇，颇不省人事，神气恍惚，或食或不食，国医陈易简教服苏合香丸，即愈。盖苏合香丸能辟邪故也。

（十三）每梦与妇人讴歌饮酒

潘温叟治贵江令王齐，夜梦与妇人讴歌饮酒，昼不能食，如是三岁。温叟治之，疾益平，则妇人色益沮，饮酒益怠，而讴歌不乐，久之遂无所见。温叟曰：疾虽衰，然未愈也，如梦男子青巾白衣者方瘥，后果梦此，能食。

〔源按〕此症属于脾，脾为坤土，坤乃阴象。因胃阳弱而坤阴用事，故每梦见妇人。歌者，《内经》所云：脾主歌是也。至所梦惟酒何故？故胃阳弱而本不思食，酒乃虚而不实之物，且又五谷所作，乃脾之所好，故梦中饮此也。温叟所治，必补中益气汤之类，使胃阳渐动，而坤阴之疾自退。即易所谓坤至柔而动也刚，至柔得刚，而所梦已无，自当能食，而仍不思食何也？因坤土之气始复，犹冬至一阳内复之候，而气之根原未旺，所谓母虚子亦虚也。盖肺为脾之子，而气之原发于肺，故肺主气，脾主营运，因肺未旺而肝木未平，脾仍失健运之职，所以疾虽衰，然未愈也。乃初因病甚于坤，故但梦妇人，至坤阴之梦已退，而肺肝所患未除，故二脏之气未和，所以又当梦见青巾白衣男子。青巾，肝所属也，盖肝属木，其色青，故梦见青色之物。肺属金，其色白，故所梦白人。然必是梦亦无，方得病痊而食也。

或问五脏有病，何故每见于梦？予曰：人当寐时，则神归肝肾之所。如一脏有病，则一脏之气不和，不和则神不安，不安则多梦。如肝肾有病，即梦见肝肾所属之物，即如前症；脾病，则梦脾脏所属；肺肝病，则梦肺肝所属。然梦妇人而又讴歌饮酒，梦男子而乃青巾白衣。青巾，乃肝脏所属之物，而以冠白人之首，此中之奇特，皆脏气所为，盖气之变化，诚难测也。

又问：如梦亲戚长幼及所故之人，所属何脏？予曰：神自病耳。因用神太过，神不能静，故有是梦耳。

（十四）鬼击

罗谦甫治副使许可道，脉来乍大乍小，乍长乍短，此乃气血不匀，邪伤正气。许云：路至邯郸，夜梦一妇人，所服青衣，因用拳打下，却打自胁。遂一点痛，往来不止，兼寒热不能食。罗曰：此名鬼击，可服八毒赤丸。遂与药三粒，临卧服，明旦下清水二斗而愈。又陈青玉子，因昼卧水仙庙中，梦得一饼食之，心怀忧虑，复即痞满，饮食减少，约一载余，渐瘦弱，腹胀如蛊，屡医不效。罗诊之，问其病始末，又非外感风寒，内伤生冷，因思李子豫八毒赤丸，颇有相当，遂与五七丸服之。下清黄之涎斗余，渐渐气调，而以别药理之，数月良愈。

或问二症之梦，属何脏病乎？予曰：此内感不正之气，因心气不宁，故感而成梦，盖邪气入内，正气必伤，致病患多端，非辟邪不愈，八毒赤丸，因辟邪故也。凡梦如是者，脉必乍大乍小，乍有乍无也。

（十五）一室女不月，夜梦男子亲狎

吕沧洲治一在室女，病不月，诸医疗治，皆不得其当，视之腹大如娠，求其色脉，颇怪之，曰：汝病非有异梦，即鬼灵所凭耳。女不答，趋入卧内，密语其侍妪曰：我去夏过凉庙庑下，薄暮遇木神心动。是夕梦一男子如暮间所见者，即我寝亲狎，由是感病，我惭赧不敢以报，医言是也，妪以告吕，吕曰：汝面色乍赤乍白者愧也，乍大乍小者祟也。病与色脉相符，虽剧无苦，乃以桃仁煎，下血类豚肝者六七枚，俱有窍，如鱼目，病已。

（十六）一少年每梦与庙塑侍女交接

朱丹溪治一少年，每夜有梦，朱连诊两日，观其动止，头不仰举，但俯视不正，必阴邪相留，叩之不言其状。询其仆，乃言至庙见侍女，以手抚摩久之，不三日而寝疾。朱令法师入庙，毁其像，小腹中泥土皆湿，其疾遂瘳。

（十七）思想气结

一女许嫁后，夫经商二年不归，因不食困卧如痴，无他病，多向里卧。朱诊之，肝脉弦出寸口，曰：此思想气结也。药难独治，得喜可解。不然令其怒，脾至思过，思则脾气结而不食，怒属肝木，木能克土，怒则气升发而冲开脾气矣。令激之大怒而哭，至三时许，令慰解之，与药一服，即索酒食。朱曰：思气虽解，必得喜则庶不再结，乃诈以夫有书，旦夕且归，后三月，夫果归而愈。

（十八）相火入小肠

一妇患心中如火一烧，便入小肠急去小便，大便随时亦出，如是者三年。求治，脉滑数，此相火送入小肠经。朱以四物汤加炒黄柏、小茴香、木香，四帖而安。

（十九）一妇病不知人，稍苏，即号叫数四而复昏

一妇病不知人，稍苏，即号叫数四而复昏。朱诊之，肝脉弦而且滑，曰：此怒心所为，盖得之怒而强酒也。诘之不得于夫，每夜必饮满自酌，解其怀。朱治以清痰降火之剂，而加香附，以散肝经之郁乃愈。

（二十）心与头更换痛

一妇因久积忧患后，心痛食减赢瘦，渴不能饮，心与头更换而痛，不寐，大溲燥结。与四物汤，加陈皮、甘草，百余帖不效。朱曰：此肺久为火所郁，气不得行，血亦蓄塞，遂成污浊。气壅则头痛，血不流则心痛，通一病也。治肺当自愈，遂效东垣青空膏例，以黄芩细切酒浸，透炒赤色为细末，以热白汤调下，头稍汗，十余帖，汗渐通身而愈。因其膝下无汗，瘦弱脉涩，小溲数，大溲涩，当补血以防后患。以四物汤加陈皮、甘草、桃仁、酒芩服之。

（二十一）脾胯互痛

许文懿公，因饮食作痰，成心脾疼，后触冒风雪，腿骨疼痛。医以乌、附等药治十余年，艾灸万计。又冒寒而病加，胯难开合，脾疼则胯痛止，胯痛则脾疼止，初因中脘有食积痰饮，续冒寒湿，抑遏经络，气血不行，津液不通，痰饮注入骨节，往来如潮，涌上则为脾疼，降下则为胯痛，须涌泄之。时深秋而以甘遂末一钱，入猪腰子内煨食之，连泄七行，足便能步。后呕吐大作，不食烦躁，气弱不语。《金匮》云：病人无寒热，而短气不足以息者，实也，其病多年郁结，一旦泄之，徒行动其猖狂之势，无他制御之药故也。仍以吐剂达其上焦，次第治及中下二焦，连日用瓜蒂、藜芦、苦参，俱吐不透，而哕燥愈甚。乃用附子尖三枚和酱水与蜜饮之，方大吐胶痰一大桶，以朴硝、滑石、黄芩、石膏、连翘等一斤浓煎置井中，极冷饮之，四日服四斤。后腹满，二溲闭，脉歇至于卯酉时，夫卯酉为手足阳明之应，此乃胃与大肠有积滞未尽，当速泻之。群医惑阻，乃作紫雪，二日服至五两，神思稍安，腹亦

减安。后又小溲闭痛，饮以萝卜子半盂，得吐立通。又小腹满痛，不可扪摸，神思不佳，以大黄、牵牛等分，水丸服至三百丸，下如烂鱼肠二升许，神思稍安。诊其脉不歇，又大溲进痛，小腹满闷。又与前丸百粒，腹大绞痛，腰胯重，眼热如火，不言语，泻秽如柏油条一尺许，肛门如火，以水沃之，自病半月不食不语，此方啜稀粥，始有生意，数日平安。自呕吐至安日，脉皆平常弦大，次年行倒仓法痊愈。

（二十二）手足寒须绵裹火烘，胸畏热喜掀露风凉

一妇春末心脾疼，自言腹满手足寒，两膝间须绵裹火烘，胸畏热喜掀露风凉，脉沉细涩，稍重则绝，轻似弦而短，渴喜热饮，不食。以草豆蔻丸，加黄连、滑石、神曲为丸，白术为君，陈皮为使，作汤下百丸，服至二斤而愈。

（二十三）一妇日间每胸痛如刀锥，至晚胸痛止即膝腘大痛

虞恒德治一妇，四月间因多食青梅，得痰因病。日间胸膈中大如刀锥，至晚气胸中痛止，而膝腘大痛，盖痰饮随气升降故也。一医作胃寒治，用干姜、良姜、官桂、乌、附、丁、沉辈与之，病日剧，加之口渴，小水淋沥。虞诊其六脉洪数而滑，作清痰处治。令其急烹竹沥服三日。口不渴，小水亦不淋沥，但胸中与膝互痛如旧，用萝卜子研汁与半碗，吐痰半升，至夜痛尤甚而厥，正所谓引动其猖狂之势耳。次日用参芦一两，逆流水煎服不吐。又次日苦参煎汤，服亦不吐。又与附子尖、桔梗芦皆不吐。一日清晨用黎芦末一钱，麝香少许，酸浆水调与，始得大吐，至次日天明吐方定。前后得痰乃稠饮一小桶，其痛如脱，调理而安。

（二十四）胆病

汪石山治一女，年十五，病心悸，常若有人捕之状。欲避而无所，其母抱之于怀，数婢护之于内，犹恐恐然不能安卧，医者以为病心，用安神丸、镇心丸不效。汪诊之，脉皆细弱而缓，曰：此胆病也。用温胆

汤，服之而安。

或问：人因心恐，遂觉皮肤寒而起栗何故？予曰：恐则气下，气下则阳气内入，故若此，恐定气还，便即如故。

又问：前症亦因恐而病，盖恐则气下，而何故反用温胆汤降其气乎？予曰：此乃少阳胆疾，非因恐而病，实因病而恐也。盖胆以温为候，虚则寒，寒则气滞，滞则生痰，痰生胆腑，则神不归舍，故令人心恐不寐。汪认庵云：此汤橘皮、半夏、生姜辛温导痰，即以之温胆；枳实破滞，茯苓除饮，甘草和中；竹茹开胃土之郁，清肺金之燥，凉肺金，即所以平甲木也。（胆为甲木）。如是则不寒不燥，而胆常温矣。

（二十五）一老年忽病瞀眛，少顷如故，一日二三发

一人年逾七十，忽病瞀眛，但其目系渐急，即合眼昏懵如睡瞌者，头面有所触皆不避，少顷而苏。问之，曰不知也。一日或发二三次，医作风治，病转剧。汪诊其脉结止。苏则皆浮洪数，不任寻按，坐起则觉略小，亦不甚数。脉书曰：数脉所主为热，其症为虚。三日后再诊，左脉小而滑，右脉大而滑，独肺部浮软，按之似蛰有声，与昨脉不同者，虚之故也。夫阳气者，清顺润调和之气也，或劳动过度，或酒食过伤，则扰动其阳，变而为邪热矣。然脾胃以阳气为主，阳变为热血必沸腾而越出于上矣。昏晕者由热熏灼，故神昏运倒而类风也。风之旋动转运与火相类，每觉下焦热上胸膈壅塞而即发者，脾脉从足入腹至胸，令下焦热上乃脾火也。然胸膈心肺之分，为阳之位，清阳居上，而邪热扰之，则阳不得畅达，而心脾之神魂不免为之昏乱矣。况五脏皆赖胃气以培养，胃受火邪则五脏皆无所禀，而所藏之神亦无所依，故肺之魄、心之神、肝之魂、脾之意、肾之志，安得不随之溃乱而昏瞀耶？多发于午前后者，乃阳气所生之时，脉如常，但浮虚耳。曰：此虚病也，盖病发而脉结者，血少气劣耳。苏则气血流通，心志皆得所养，故又脉如常也。遂以十全大补汤去桂，加麦冬、陈皮而安。其子问之，汪曰：三年之内，可保无恙，越此非予所知，果验。

（二十六）一儿年十五，初起昏晕在午前后，每日一次，后自辰至午连发三四次

一人年十五色悴，十二月间，忽呕瘀血一二碗随止。延小儿医调治，肌体尚弱，常觉头晕。近三月间，天热途步，出汗连日，又劳倦日昃，顿然昏晕不省人事，手足扰乱颠倒，将一时久方定，次日亦然。续后每午前后，如期发一次，近来渐早，自辰至午，连发二次，渐发三四次，比前稍轻。发时自下焦热上至胸，壅塞则昏晕，良久方苏，始疑为疟成痫。医云火动，又云痰症，用牛黄清心丸，以竹沥、姜汁磨，服二次，共四丸。又与煎药，多清痰火之剂，服后每日只发一次。止则汗多，口干食少，身热时多，凉时少。汪脉之阳为邪扰，不能用事，故每至其时而辄发也。且汗多津液泄，口干津液少，医用牛黄、朱砂、琥珀、南星、半夏等，而复燥之，是愈益其燥，故暂止而复发，不能去拔病根也。因取参、芪各二钱半，远志、山楂、川芎、黄芩各七分，天麻、麦冬、防风、茯神各一钱，甘草、陈皮各五分，归身八分，白术一钱半，煎服十余剂，而病不复作矣。

（二十七）一妇每梦鬼交及见神堂阴府舟楫等物

张子和治一妇，年逾三十，夜梦鬼交，惊怕异常，及见神堂阴府舟楫桥梁。如此一十五年，竟无妊娠。巫祈觋祷，无所不至，针肌灸肉，孔穴万千，黄瘦发热引饮，中满足肿。张曰：阳火盛于上，阴水盛于下。鬼神者，阴之灵，神堂者，阴之所，舟楫桥梁，水之用。两手寸脉，皆沉而伏，知胸中有痰实也。凡三涌、三泄、三汗，不旬日而无梦，一月而孕。

（二十八）喜笑不休

一妇喜笑不休半年矣，诸医治之术穷。张曰：此易治耳。以食盐三两成块，烧令通红，放冷研细，以河水一大碗，煎三五沸，温分三服，须臾探吐出痰半升，次服大剂黄连解毒汤，不数日而笑止。

（二十九）歌笑不节

沈宗常治临淄人，自谓无病，忽觉神思有异，晚歌笑不节。沈曰：此阴火乘肝，晚动宜以柔剂，少加利之，良愈。

（三十）喜乐过甚

庄先生治喜乐之极而病者。庄切其脉为之失声，佯曰：吾取药去。数日更不来。病者愁泣，辞其亲友曰：吾不久矣。庄知其将愈，慰之，诘其故。庄引《素问》曰：惧胜喜，可谓得元关者。

（三十一）喜极后失声大笑十年

陈尚古《簪云楼杂说》云：先达李其姓，归德府，鹿邑人也，世为农家。癸卯获隽于乡，伊父以喜，故失声大笑。及春举进士，其笑弥甚。历十年擢谏垣，遂成痼疾。初犹间发，后宵旦不能休。大谏甚忧之，从容语太医院某，因得所授，命家人给乃父云：大谏已殁。乃父恸绝几殒，如是者十日，病渐瘳。佯为邮语云：大谏治以赵大夫，绝而复苏，李因不悲，而笑症永不作矣。盖医者意也，过喜则伤，济以悲而仍和，技进乎进矣。

（三十二）一小儿喜笑常作不安

薛己治一小儿，喜笑常作不安，面赤饮冷，手足并热。先用黄连泻心汤二服，稍定，又用六味地黄丸料煎服，顿愈。常服此丸则安，月许不服，仍前病作，又服愈矣。

（三十三）善悲

许学士治一妇人，数次无故悲泣不止。或谓之有祟，祈让请祷备至，终不应。许忽忆《金匮》有一症，妇人脏躁悲伤欲哭，象如鬼物神灵，数欠伸者，宜甘麦大枣汤。急令治药，数剂而愈。

〔源按〕经云：在脏为肺，在志为悲。又云：精气并于肺，则悲是也。盖喜属阳，心主之；怒属阴，肝主之。妇人禀性阴柔，故喜常少而怒常多，或悲泣不止，皆阴类也。又云：神有余则笑，神不足则悲，所以人之幼时，神魂未足，善于啼哭也。

（三十四）又案

邵氏《闻见录》云：州监军病悲思，郝因告其子曰：法当得悸而愈。时通守李宋卿御史严甚，监军内所惮也。允与子，请于宋卿，一造问责其过失，监军惶怖汗出，疾乃已。

（三十五）卧觉身体在床而神魂离体惊悸多魇

绍兴癸丑，许待次四明，有董生者，患神气不宁，每卧则魂飞扬，觉身体在床，而神魂离体，惊悸多魇，通夕无寐，更医不效。许为诊视，询之曰：医作何病治？董曰：众皆以为心病。许曰：以脉言之，肝经受邪，非心病也。肝气因虚，邪气袭之，肝藏魂者也，游魂为变。平人肝不受邪，卧则魂归于肝，神静而得寐。今肝有邪，魂不得归，是以卧则魂飞扬若离体也。肝主怒，故小怒则剧。董欣然曰：前此未之闻，虽未服药，已觉沉病去体矣，愿求治之。许曰：公且持此说，与众医议所治之方，而徐质之。阅旬日复至，云：医遍议古今无与病相对者。许即处珍珠母丸，独活汤以赠，服一月而病悉除。此方用珍珠母为君，龙齿佐之。珍珠母，入肝经为第一。龙齿、虎睛，今人例以为镇心药。殊不知龙齿安魂，虎睛定魄，各言其类也。盖东方苍龙木也，属肝而藏魂，西方白虎金也，属肺而藏魄。龙能变化，故魂游而不定；虎能专静，故魄止而有守。许谓治魄不宁者，宜以虎睛，治魂飞扬者，宜以龙齿。万物皆有成理而不失，在夫人达之而已。

（三十六）夜卧合睫，即有争斗畏惧之梦

徐仲子士纬曰：家君肄业过劳，场屋屡屈，志坚不懈，吐血盈盆，虚羸骨立。夜卧合睫则梦争斗，转斗转负，恐畏之态，无可名状，呼号之声，轰然若雷，而不能腾出于口。家人侍睡者，莫不缩手伸舌，如是者十年余矣。每五七夜必一发，过劳则连发，发尤猛。历访师友，多作

心血不足治，惟补心安神药投之漠如也，终莫识其为何症，扪心苦思，思每达旦，更几寒暑矣。一日偶观《素问·藏气法时篇》论有曰：肝病令人善怒，虚则目䀮䀮无所见，耳无所闻，善恐如人将捕之。恍然警悟，乃知为魂游症也。何言之？夫夜卧属气于肝，肝主藏血，藏魂，作文既若衄血过度，则魂失养。惟是交睫若魇，则梦争斗。肝虚则胆怯，故多负多恐也，非峻补不奏功。又思草木之剂，不堪任重，乃以鹿角胶三钱，清晨酒溶服，五日而睡卧安，半月而肌肉生，一月而神气完，始能出户。厥后每见血症虚惫者，崩中眩晕者，投前剂莫不响应。夫人但知鹿角胶补虚之功，胜于参芪，而不知鹿角胶可以峻补肝血，盖血盛而魂自安也。

（三十七）食物遭惊后病若劳瘵

黄师文治一妇，卧病三年，状若劳瘵，诸医以虚损治不瘥。黄视之曰：此食阴物时，或遭惊也，问之妇方自省悟也。襄者食米团时，忽有报其夫坠水，由此一惊，病延至今不能愈。黄以青木香丸兼以利药一帖与之，须臾下一块，乃痰裹一米团耳。当时被惊，怏怏在下而不自觉也，自后安康无恙。

（三十八）惊气入心络暗不能言

一人惊气入心络，暗不能言，以密陀僧研细一匕许，茶调服，遂愈。有一人伐木山中，为狼所逐，而得是疾，或授此方而愈。又一军尉，采藤入谷，逢恶蛇而疾，其症状同，亦用此药治之而愈。

或问：有邻人，年六十余，因怒而发声，其音遂失，诸治不效。约数年，适食饭蒸白花百合，食后声忽有音，连食旬日，约二斤余，其音如旧。何故？予曰：声为怒发，此火伤肺金，百合补中兼清，不寒不燥，中和之品，故得中病。

（三十九）一妇每午前吐酸，未时心痛，至申痛甚，昏晕不省人事至戌方醒如故

游以春治一妇，年三十余，忽午前吐酸水，至未时心前作痛，至申

痛极晕绝，交戌方醒如故，每日如此。医治期年不愈，游治用二陈下气之剂不效，熟思其故，忽记《针经》有云：未申时气行膀胱，想有瘀血滞于此经使然。遂用归尾、红花各三钱，干漆五钱，煎服。吐止痛定，晕亦不举。次日复进一服，前症俱愈。第三日，前方加大黄、桃仁饮之，小便去凝血，三四碗而痊。

（四十）怒厥

滑伯仁治一妇，气实多恐，忽大叫而欲厥。盖痰闭于上，火起于下而上冲。滑用香附五钱，生甘草三钱，川芎七钱，童便姜汁炒煎服。又用青黛、人中白、香附丸服稍愈，后用吐法乃安，再用导痰汤，加姜汁、黄连、香附、生姜，下龙荟丸安。

（四十一）又案

孙东宿治白仰云内眷，每触怒即晕厥，必闭门合目，静坐不留一人在房中。是皆冷汗出如雨，气息几微，越一时许，醒如常。原以颈生瘰疬，多服草头药，及专科用斑蝥等毒，因而脾胃损，元气亏也。年三十八尚未生育，每日令二婢敲两腿，俟其熟睡乃已。夜半心多惊跳，指甲皆无血色，经将行，小腹先痛二日，色紫有块，诸病虽如是，而肌肉饮食却如无事人。孙诊其脉而寸短弱，左关大而有力，右关左尺俱滑，右尺沉微，据脉肺气虚，肝木实，胃中有痰之症也。用六君子汤，加丹参酒，连青皮，外与珍珠母丸及独活汤，调理而安。

（四十二）淹煠

喻嘉言治熊仲纾之子，髫龄患一症，饮食如常，但脉细神呆，气夺色夭。仲纾曰：此病何病也？喻曰：病名淹煠。《左传》所谓近女室晦，即是此病。彼因近女，又遭室晦，又不可为，令郎受室晦之邪，而未近女，是可为也。即以羚羊角、犀角、龙齿、虎骨、牡蛎、鹿角霜、人参、黄芪等药合末，令以羊肉半斤，煎浓汁调末，少加牛黄丸，服旬日而安。

〔源按〕《左传》晋侯求医于秦，秦伯使医和视之曰：疾不可为也，是谓近女室，疾如蛊。公曰：女不可近乎？对曰：天有六气降生五味，发为五色，征为五声，淫生六疾。六气者，阴阳风雨晦明也。阴淫寒疾，阳淫热疾，风淫末疾，雨淫腹疾，晦淫惑疾，明淫心疾。女阳物而晦时淫，则生内热，惑蛊之疾。今君不节不时，能无及此乎？

（四十三）中鼠涎

龚子才治一男子，忽低头往暗处藏身，不言亦不答，以饮食俱背人窃食，人见之则食不下。诸人以为中邪，用三牲祭之，其物经宿，乃妻食之亦如是，诸医莫识。龚云：必中鼠涎。盖鼠涎有大毒，用吴茱萸塞猫口，以猫涎自出，将涎水令夫妇服之悉愈。

（四十四）食鼠魂

康熙年间，予里地藏庵有一僧，名鹤松。忽一日藏身暗处，若见人或闻人语，即惊避。每进饮食，必置之外室，窥视无人，然后出食之，如是数年。适有方士视之曰：病名鼠魂。鼠窃食为猫所逼，因惊失其魂于食物间，食之乃得是症。治以安神药，外加猫涎和服而愈。

〔源按〕此症即中鼠涎，云鼠魂者，士好名故耳。

（四十五）卑慄

有一人痞塞，不饮食，心中常有所歉。爱处暗地，或倚门后，见人即避，似失志状。此为卑慄之病，以血不足故尔，人参养荣汤主之。

（四十六）夜卧每寤后必惊惕片时

学士卢抱经为侍读时，每寤心必惊惕，医用安神补血之剂，数年不效。时值乾隆戊寅，予至燕京，与公同寓。初寓之日，公即问予曰：此症何故使然？予视其脉，独左关弦数。予曰：《内经》云：卧而惊者属肝，卧则血归于肝，今血不静，血不归肝，故惊悸于卧也。《三因》用羌活胜湿汤加柴胡，治卧而多惊悸，多魇溲者，为风寒在少阳厥阴也，非风药行经不可。今切肝脉弦数，此风热内侵肝脏，正经所谓血不静，血不归肝故也。当用加味逍遥散，凉血舒肝，更加防风以祛其风，使风散热解，血自归经矣。公从之，服数剂而愈。

大生脉汤：人参，麦冬，五味子，天冬，黄柏，川归，牛膝，红花，枸杞，生地，水煎服，有汗加黄芪。

平胃散：苍术（泔水浸，二钱），厚朴、陈皮、甘草（炙，各一钱），姜枣煎。

桃仁散：桃仁、大黄、朴硝（各一两），虻虫（半两，炒黑），四味为末，先以醇醋二升半，银石器内慢火煎，取一升五合，下大黄、桃仁、虻虫等药，不住手搅，良久出，丸如梧子大。前一日不晚食，五更初温酒吞下五丸。

清空膏：黄芩（酒炒）、黄连（酒炒）、羌活、防风（各一两），柴胡（各七钱），川芎（五钱），甘草（炙，两半），为末，每服三钱，茶调如膏，白汤送下。

紫雪（可能有丢失）：黄金（百两），寒水石、石膏、滑石、磁石（水煮，三斤，捣煎去滓入后药），升麻、玄参（各一斤），甘草（炙，半斤），羚羊角、沉香、木香（各五两），犀角、丁香（一两，并捣剉入前药汁中，煎去渣，入后药），朴硝、硝石（各二斤，提净入前药汁中，微火煎不住手将柳木搅；候汁欲凝再加入后二味），麝香（一两，二钱，研入前药拌匀），合成退火气，冷水调服，每一二钱。

温胆汤：陈皮，半夏，茯苓，甘草，枳实，竹茹，姜枣煎。

导痰汤：陈皮，半夏，南星，赤苓，枳实，甘草，水煎。

黄连解毒汤：黄连（二钱），黄芩、黄柏、栀子（各一钱），水煎热服。

甘麦大枣汤：甘草（三两），小麦一升，大枣十枚，水六升煮三升，去渣分三服。

珍珠母丸：珍珠母（另研末，五钱），当归、熟地（各一两半），人参、茯苓、酸枣仁、柏子仁、犀角（各一两），沉香，龙齿，蜜丸梧子大，辰砂为衣，每服四五十九，金银薄荷汤下，日午及夜服。

独活汤：独活、羌活、前胡、细辛、半夏、枣仁、沙参、茯苓、甘草、五味子（各等分），每七钱，姜三片，乌梅一个，不拘时煎服。

青木香丸：青木香，补骨脂，荜澄茄，黑豆，槟榔（饭裹煨），为末，糊丸如豆，百沸汤下二十九。

苏合香丸：白术、青木香、犀角、香附、朱砂（水飞）、檀香、诃梨勒（煨去皮）、安息香（酒熬膏）、沉香、麝香、丁香、荜茇（各二两），龙脑、薰陆香（别研）、苏合香（各一两）上为末，细研药匀，用安息香膏并苏合香油和剂，丸如弹子大，以蜡棟固绯绢当心带之，一切邪神不敢近。

清魂散：泽兰叶、人参（各三分），川芎（五分），荆芥（一钱），炙甘草（三分），为末，温酒调下，更宜烧漆器淬醋炭于床前，使闻其气。

人参养荣汤：人参、白术、黄芪、甘草、陈皮、桂心、当归（酒拌，各一钱），熟地、五味子、茯苓（各七分），远志（五分），白芍钱半，姜枣煎。

倒仓法：黄牡牛肉（肥嫩者，二三十斤）。

上牛肉须切碎洗净，用长流水桑柴火煮烂，滤去渣，取净汁，再入锅中文武熬至琥珀色则成矣。择一静室明快不通风者，令病人先一夜不食，坐其中，每饮一钟，少时又饮，积数十钟。病在上者必吐，病在下者必利，病在中者吐而且利，视所出物可尽病根乃止。吐利后必渴，不得与汤，其小便必长，取以饮之，名轮回酒，非惟止渴兼涤余垢。行后倦卧觉饥，先与米饭，次与稀粥，三日后方与厚粥、软饭、菜羹调养半月一月，精神焕发，沉疴悉瘥矣。须戒色欲半年一年，戒牛肉数年。

四物汤（见头门）

八物汤（见口门）

十全大补汤（见手足门）

八毒赤丸（见腹门）

六君子汤、牛黄丸（二方见目门）

卷之五

一、胸

（一）乳悬

夏子益《奇疾方》云：有妇人产后瘀血上攻，忽然两乳伸出，细小如肠，垂过小肚，痛不可忍，危亡须臾，名曰乳悬。将川芎、当归各一斤，以半斤剉碎，于瓦罐内，用水浓煎，不拘多少频服。仍于一斤半剉块于病人桌下烧烟，令将口鼻吸烟。用尽未愈，再作一料，仍以前法，再用蓖麻子一粒，贴其顶心，则乳头自复。

（二）男子乳房忽壅肿如妇人乳状

《奇病方》云：有男子乳房忽然壅肿，如妇人乳状，扪之痛绝，经年药医不效，此乃阳明之毒气，结于乳房之间，非疮毒乃痰毒也。若疮毒经久，必然外溃，经年壅肿如故，非痰毒而何？法当消其痰，通其瘀，用化圣通滞汤煎服自愈。此方妙有银花、蒲公英，直入阳明之经；又得清痰通滞之味为佐，附子引经单刀直入，无坚不破，又何患痰结之不消？或疑附子大热，诸痛皆属于火，似不可用。殊不知非附子不能入于至坚之内，况又有栀子、芍药之酸寒，虽大热亦解其裂性矣。

（三）心窝外生疮有口，能作人声叫喊

又云：有人心窝外忽然生疮如碗大，变成数口，能作人声叫喊，此乃忧郁不舒而祟凭之也。用生甘草三两，人参五钱，白矾、茯神、银花各三钱，水煎服，即不鸣，再用二剂即愈。盖甘草消毒；人参、茯神以安其心；白矾以止其鸣；银花以解其火热，故易以奏效也。

（四）食旱鳖忽胸背皆驼颈项渐短

《怪症方》云：有人忽胸背皆驼，颈项渐短。问其故，食旱鳖所致。用紫苏煎汤洗患处，次用龟尿搽之愈。

〔源按〕此症即古云龟胸龟背是也。古方皆作肺治，谓受邪喘久所致。又乳母多食辛热，贻毒于儿，感之于肺，因肺胀大，故胸膈高满如龟状也。盖胸膈之上，乃肺之分野，又肺主皮毛，若背受风邪，客于脊骨，故背高而偻伛。又或儿坐太早，亦能致之，然多成痼疾。考之古法，惟有百合丹、枳壳防风丸，乃灸肺俞、膈俞二穴而已，别无治法。若前症因食旱鳖患此，乃毒感于肺，故肺胀大而胸背皆驼也。紫苏解一切鱼毒，而更能疏通肺气，龟尿软骨，然亦宜速治，久则骨节坚硬，则不可复矣。

（五）乳房生雉

《宣室志》云：天宝中，有陇西李生，自白衣调选桂州参军。既至任，以热病旬余，觉左乳痛不可忍，及视之，高若痈肿之状，即召医验其脉。医者云：脏腑无他苦，膺中有物，以喙攻其乳，乳痛而痈不可为也，又旬余病甚，一日痛溃，有雉自左乳中突而飞去，不知所止，是夕李生卒。

（六）胸膈每食物必屈曲自膈而下

朱丹溪治东阳王仲延，咽膈间常觉有物闷闷然，每食必屈曲自膈而下，且梗涩作微痛，食亦减，他无所苦。朱视其脉，右甚涩而关甚沉，左却和。朱曰：污血在胃脘之口，气因郁而为痰，此必食所致，明以告我，彼不自觉。朱又曰：汝去冬好食何物为多？曰：我每日早必单饮点剁酒两三杯，逼寒气。为制一方，用韭汁半盏令细呷之，一日三服，尽韭二斤而安。

（七）一妇人胸膈有块，因寒热其块如失，忽手足下节皆肿，肿忽如失，其块复起

一妇因哭子后，胸患痞有块如杯。食减，面淡黄黔黑，惫甚，脉弦细虚涩，日晡寒热，知其势危，补泻兼用。以补中益气汤随时令加减与东垣痞气丸相间服之，食前用汤，食后用丸，一月寒热退，食稍进，仍服前药。二月后，忽夜发寒热，至天明始退，其块如失，至晚手足下半

节皆肿，遂停数日。忽夜手足肿如失，天明块复有，而小一晕。以二陈汤，加白术、桔梗、枳实，服半月而安。

（八）一室女心下有冷积，如覆盆，按之有声如水

张子和治一妇，为室女时，心下有冷积如覆盆，按之如水声，以热手熨之如冰。于归十五年不孕，其夫欲黜之。张曰：毋庸，若用吾药，病可除，孕可得。从之，诊其脉沉而迟，尺脉洪大有力，非无子之候也。乃先以三圣散，吐痰一斗，心下平软，次服白术调中汤，五苓散，后以四物和之。不再月，气血合度，数月而孕。

（九）一孕妇胸膈饱闷气喘，忽吐一物如小肠寸许

程文彬治一孕妇，怀七月，胸膈饱闷气喘，忽吐一物。如小肠寸许，举家惊疑其胎烂。程至诊得寸口脉洪滑，知其气血少，胎气逆上，中焦素有湿热，湿生痰，知所吐之物乃痰结聚，病名子悬。以紫苏饮，加芩连贝母十剂获愈。

（十）虫瘕

永徽中有僧惟则，病噎不能食，嘱诸弟子曰：吾死后，便可开吾胸喉，视有何物。自经而卒，弟子依言开之，中得一物，形似鱼而有两头，遍体皆肉鳞。乃置碗中，跳跃不止，戏投诸味，皆随化尽。时适有一僧，以靛置碗中，此虫随绕碗而去，须臾化水。此乃虫瘕非噎比，因此后人多以靛治噎，误矣。

（十一）瘕病生物如石

昔有人患癥瘕死，遗言令开腹视之，得块干硬如石，有五色纹理。人谓异物，窃去削刀柄，后因以刀刈三棱，柄化为水，乃知此药可疗癥瘕也。

（十二）心漏

时康祖大夫，患心漏十余年，当胸数窍，血液长流，医莫能治。或云窍多则愈损，闭则虑穴他岐，当存其一二，犹为上策，坐此形神困

悴。又若腰痛，行则伛偻，不饮酒；虽鸡鱼蟹蛤之属，皆不入口。温州郡守韩子温，见而怜之，为检《圣惠方》载腰痛一门，冷热二症示之，使自择。康祖曰：某年老久羸，安敢以为热，始作寒症治疗。取一方用鹿茸者，服之逾旬痛减，更觉气宇和畅，月余腰屈复伸，无复叫痛，心漏亦愈。以告医者，皆莫能测其所以。后九年，康祖自镇江通判满秩造朝访子温，则精力倍昔，饮啖无忌，漏愈之后，日胜一日。子温书吏吴弼，亦若是疾照方服之，浃旬而愈。其方：鹿茸去毛酥炙微黄，附子炮去皮脐，皆二两，盐花三分为末，枣肉丸三十丸，每日一丸，空心酒下。

（十三）虫漏

天圣中，工部尚书忠肃公家有媪，病漏十余年。一日有医过，视之曰：此可治也。即取活鳝鱼一条，削竹钉五七枚，乃掷鳝于地，屈曲围盘以竹钉贯之，覆疮良久取视，有白虫数十如针，将鳝即置杯中，蠕动如线，后覆之又得十余枚，如是五六次。医者曰虫尚未尽，然皆小虫，请以常用药敷之。时用槟榔、黄连二味，即为散敷之。明日乃以干艾作汤，投白矾二三钱，先洗疮口，然后敷药。盖人血气冷必假艾力以佐阳，而艾亦能杀虫也。如是者再，即生肌，不逾月愈。医曰：疮一月不消，则有虫，虫能蠕动，气血亦随之，故疮不可遽合，合则结毒，实虫所为。

（十四）心汗

一人别处无汗，独心孔一片有汗，思虑多则汗亦多，病在用心，名曰心汗。宜养心血，以艾煎汤调茯神末治之。

化圣通治汤：银花、蒲公英（各一两），花粉、白芥子（各五钱），附子、木通（各一钱），柴胡（二钱），白芍、栀子、茯苓（各三钱），水煎。

百合丹：大黄（煨）、天冬、杏仁、百合、桑皮、甜葶苈、软石膏，上为末，炼蜜为丸，梧子大。每服五丸白汤下，临睡服。

枳壳防风丸：枳壳、防风、独活、前胡、麻黄、当归、大黄（煨，各一钱），面糊丸黍米大，米饮下。

东垣痞气丸：黄连（八钱），厚朴（五钱），吴茱萸（三钱），白术（土炒）、黄芩（二钱），茵陈（酒炒）、干姜（炮）、砂仁、人参、茯苓、泽泻（各一钱），川乌（炮）、川椒（各五钱），肉桂、巴豆霜（各四钱），蜜丸灯草汤下。

三圣散：甜瓜蒂，防风，藜芦，为末，熟水调下。

白术调中汤：白术、橘皮、茯苓、泽泻（各一钱），砂仁、官桂、藿香、炮姜（各五分），甘草（一两），白汤入蜜少许，调服二钱。

五苓散：猪苓，茯苓，桂，泽泻，白术，为末，每服三钱。

紫苏散：苏叶（一钱），当归（七分），川芎、芍药、人参、陈皮、大腹皮（各五分），甘草（二分），姜枣煎。

补中益气汤（见项门）

二陈汤（见目门）

四物汤（见头门）

二、腹

（一）脐中水出变虫，喞啄不可忍

夏子益《奇疾方》云：有人患腹中如铁石，脐中水出，渐变作虫行之状，绕身喞啄，痒痛难忍，扒扫不尽。用苍术浓煎汤浴之，仍以苍术末入麝香少许，水调服痊。

〔源按〕经云：寒以坚之。又云：水湿生虫，此症脐中水出，渐变作虫行之状，绕身喞啄，此即水湿生虫也。盖水湿而腹如铁石，即所谓寒以坚之，因内兼寒也。故虫不从内生，反生于外耳。盖虫生水湿，必得阳气吹之方生，此水在腹，本已得生生之气，而有生虫之象，因客寒内入，气不复化，故但流水于外，复得皮肤之血气吹感而生故也。苍术燥湿散寒，乃煎汤外洗，以除已出之水，更为末加麝，内治以绝其根。麝香通诸窍，暖水脏，而更能杀虫，故用之宜耳。

（二）尸厥

又云：有人尸厥，奄然死去，腹中气走如雷。用硫黄一两，焰硝五钱，细研分三服，好酒煎觉烟起则止，候温灌之，片时再服而安。

〔源按〕《灵枢经》云：邪客于手足太阴、少阴，足阳明之络，皆会于耳中，上络左角。若脏气相形，或外邪相杵，则气遏不行，五络俱绝，诸脉伏匿，令人身脉皆动，而形无所知，其状若尸，故名尸厥。此感冒不正之气，忽然手足逆冷，肌肤粟起，头面青黑，精神不守，牙紧口噤，昏不知人，头旋晕倒者是也。凡吊死问丧，入庙登塚，飞尸鬼击，多有此病，急用苏合香丸灌之。一法急用姜汁半盏，酒半盏，煎沸灌之。灸百会四十九壮，气海、丹田二三百壮，觉体暖即止，后以阴毒法治之。此脏气虚寒之症也，世俗不识，多作中风而治，鲜不毙矣。又有七情内伤，卒然气逆，身冷僵扑，牙关紧急，痰涎潮壅，昏不知人者，此气厥也。凡忿怒太甚，多有此病，勿误作中风而用疏风之药，急以苏合香丸灌之，候省以八味顺气散，或木香调气散，调降其气，自然平复。有痰者以四七汤，加南星、木香治之。然暴厥不省人事，有不治自愈者，昔宋仁宗贵妃一日食次，忽扑倒，遍身卒冷，急召孙尚杜任至。奏曰：不妨，此气厥耳，少顷吐即复苏。坐良久而果苏。上问：因何故而苏，又因何而得？奏曰：贵妃方食，因忧怒气上，与食相并，故如此，吐即气通，故复苏也。《素问》云：厥或令人腹满，或暴不知人，或至半日，远至一日，乃知人者，阴气盛于上则下虚，下虚则腹胀满，阳气盛于上则下气重上，而邪气逆，逆则阳气乱，阳气乱则不知人也。又云：血之与气，并走于上，则为大厥，厥则暴死，气复反则生，不反则死是也。又有醉饱之后，或感风寒，或着气恼，忽然厥逆昏迷，口不能言，肢不能举者，此食厥也。盖食滞胸中，阴阳痞隔，升降不通，故生此症。若误作中风，而用祛风散气之剂，则胃气重伤，死可立待，宜煎姜盐汤探吐其食，后以平胃散加茯苓、白术、麦芽、半夏之类调理。若有风寒尚在者，以藿香正气散解之，气滞不行者，以八味顺气散调之。

（三）肠胃作痒

《奇病方》云：有人觉肠胃中痒，而无处扒搔者，只觉置身无地，此乃火郁结而不散之故。法当用表散之药，服化痒汤数剂自愈。

（四）脐中血出不止

又云：有人脐中不痛不痒，忽出血不止，此亦奇疾也。方用六味汤加骨碎补一钱，饮之即愈。盖脐是肾经之位，而出血即是肾火之外越也。六味汤滋其水则火自息焰矣，骨碎补专能止窍，故加入相宜耳。

（五）脐口忽长物二寸如蛇尾状

又云：有人脐口中忽长二寸，似蛇尾状，不痛不痒。此因任带之脉，痰气壅滞，结成此症。法当以硼砂一分，白芷、雄黄各一钱，冰片一分，儿茶二钱，各为细末，将其刺尾出血，必昏晕欲死，急以药点之，立化为黑水。用白芷三钱，煎汤服之自愈。倘不愈不必再治，此乃孽病，非药所能疗也。

（六）蛇生腹中

又云：有人患生蛇腹中，即以身上辨之，身必干涸如柴，似有鳞甲者，蛇毒也，最易辨之。方用白芷一味为末，每日米饮汤送下即愈。

（七）蛟龙病

昔又有患者，饮食如故，发则如癫，面色青黄，小腹胀满，状如妊孕，医诊其脉，与症皆异，而难明主疗。忽有一山叟曰：闻开皇六年，灞桥有患此病，盖因三月八日水边食芹菜得之。有识者曰：此蛟龙病也。为龙游芹菜之上，因食之为病。遂以寒食糖，每剂五合，服之数剂，吐一物，形虽小而状似蛟龙，遂愈。

〔源按〕仲景云：春秋二时，龙带精入芹菜中，人误食之，为病面青色，腹满如妊，痛不可忍，此内生蛟龙也，但服硬糖二三升，日三度，吐出蜥蜴便瘥。

（八）胃痛吐蛇

华佗云：有人患胃脘不时作痛，遇饥更甚，尤畏大寒，日日作楚。余以大蒜三两，捣汁灌之。忽吐蛇一条，长三尺而愈，盖蛇最畏蒜气，此余亲手治人者也。

（九）脾腐

又云：余治一人，腹中攻痛十余日，鬓发堕落。余曰：是脾半腐，可刳腹治之也。使饮药令卧，破腹就视，脾果半腐坏，以刀断之，割去其恶肉，以膏敷之即瘥。

〔源按〕此症除此公之外，无人能治，予所录者，恐后人有腹痛发落，不知脾腐故耳。

（十）应声虫

陈正敏《遁斋闲览》云：杨勉中年得异病，每腹中有小声应之，久渐声大。有道士见之曰：此应声虫也。但读本草，有不应者治之，读至雷丸不应，遂顿服数粒而愈。

（十一）又案

《泊宅编》云：永州通判厅军员毛景得疾，每语喉中必有物作声相应。有道人教令学诵本草药名，至蓝而默然。遂取蓝汁饮之，少顷吐出肉块长二寸，人形悉具，遂愈。

（十二）腹声似鬼哭

《熊氏补遗》云：有人腹中有声似鬼哭，急用黄连煎浓汁，每常呷之，自愈。

〔源按〕凡病患奇声者，总属虫类。此症有声似鬼哭，亦虫也。虫乃湿热所生，故用黄连寒清其热，苦燥其湿。且苦寒沉阴肃杀，伐伤生和之气，犹冬令严寒，则诸虫尽灭耳。

（十三）腹鸣似钟

《良方》云：有孕妇腹内钟鸣，用鼢鼠窟土为末二钱，入麝香少许，温水调服立愈。或黄连煎浓汁，令妇时时呷之。

或问：所言病患奇声者，皆属虫类。此症孕妇腹内钟鸣，可亦是虫乎？予曰：非也，凡声不出宫商角徵羽五音者，悉属脏病，非虫也。盖脾属土，其音宫，宫音重而大，孕妇腹鸣如钟，即土之宫音也。然此音非郁不发，郁非热亦不发。症由脾土素有郁热，因胎日长，而其气更郁，更郁则胎气不顺，不顺则逆，逆则所郁之气因逆而发是音也。（犹雷因元阳之气闭郁，郁而发之则雷声内作）。土能清热下气，而鼠窟土乃至阴之土，可护麝直达脾阴之所，而共散其气，兼清其热，更纳其香（土能纳香），使胎亦无损而愈。或用黄连专清脾阴之火，使火灭气散，而病亦可愈也。

（十四）腹声如鼓

主簿陈子直妻有异疾，每腹胀则腹中有声如击鼓，远达于外，闻者疑似作乐，腹胀消则鼓声亦止，一月一作。经数十医皆莫能明其疾。

又问：是案腹鸣如鼓，乃一月一作，此何故乎？予曰：经云诸病有声皆属于热，此症腹胀有声如鼓，亦宫音也。因脾土虚而有热，热而兼郁所作。然作必一月者，盖必由经而病。医案中虽知其病之奇，而不明其病之源也。夫月事以时而下，而血必根乎气，气凝则凝，气滞则滞。然气滞亦有虚实之辨，气实则痛，气虚则胀。如应期之日，若遇太过，则必将行而痛，痛可立运而下。不及，则经虽应期而动，而无如气不能运行，则气满郁于中，故即腹胀，胀则脾土所郁之气，从血中外泄，故有是音也。所泄之际，血亦渐动，动则渐行而下，故腹胀消而鼓声亦止，所以作必一月。若非因经而病，何得有是症乎？治若清补脾胃和血调经，其症亦当自愈。

又问：钟鼓二声之音，其音俱宫，故病皆属土，乃同是土病，而何故有钟鼓二声之患乎？予曰：此气分顺逆耳。钟声，虽脾土所发之音，乃因气逆于肺，肺纳其气，则气不散漫，所以其鸣如钟。若肺不居上，则气散漫不收，必当声发如雷也。盖肺属金，其音商，当肺纳气之时，而肺之商音亦作，故声发如是耳。鼓声，其音走下，故下复覆皮，以应其下，症由土音下泄，故作声如鼓也。

（十五）中尸鬼

《肘后方》云：有人忽腹痛胀急，不得气息，上冲心胸，旁攻两胁，或块垒涌起，或牵引腰脊，此乃身中尸鬼，接引为害。取屋上四角茅入铜器中，以赤帛覆腹，将铜器烧茅令热，随痛追逐，跖下痒即瘥也。

（十六）交接腹痛

又云：有人与女子交接，忽腹痛欲死，此阴毒也。用猳猪血乘热和酒饮之。

（十七）儿脐出血

《寇氏衍义》云：有小儿脐中血出多啼，或出水汁，用白石脂末温扑之，日三度，勿揭动自愈。

（十八）虱瘕

孙思邈云：有山野人好啮虱，在腹生长为虱瘕。用败梳、败篦各一枚，各破作两分，以一分用水五升，煮取一升，调服即下出。

（十九）腹中作虫治，下长虫一丈许

《客座新闻》云：青阳夏氏素业医，任江阴训利，有儒生之父，患腹胀，求其诊视。乃脉洪而大，有湿热生虫之象，况饮食如常，非水肿蛊胀之症。以石榴、椿树各取东引根，加槟榔各五钱，用长流水煎，空心服，少顷腹作大痛，泻下长虫一丈许，遂愈。

（二十）腹鬼

李子豫治豫州刺史许永之弟，患心腹痛，十余年殆死。忽一日夜间闻屏风后有鬼，谓腹中鬼曰：明日李子豫从此过，以赤毒杀汝，汝其死矣。腹中鬼答曰：吾不畏之。于是使人候子豫，豫果至。未入门，患者闻腹中有呻吟声。及子豫入视曰：鬼病也。遂以八毒赤丸与服，须臾腹中雷鸣彭转大利，数行遂愈。

（二十一）石蛔

嗣伯治张景声十五岁，患腹胀面黄，众药不能治。伯曰：此石蛔尔，极难疗，当取死人枕煮服之。得大蛔虫，头坚如石者五六升，病即瘥。王晏问其故？曰：石蛔者，医疗既僻，蛔虫搏坚，世间药不能遣，须以鬼物驱之。然后乃散，故用死人枕煮服之。

（二十二）一孕妇至十月产白虫半桶

丹溪视一妇，腹渐大如怀子，至十月，求易产药。察其神色甚困难，

与之药，不数日生白虫半桶。盖由妇之元气大虚，精血虽凝，不能成胎而为秽腐，蕴积之久，湿化为热，湿热生虫，理之所有，亦须周十月之气，发动而产，终非佳兆，其妇不及月死。湿热生虫，譬之沟渠污浊，久不流，则诸虫生于其间矣。

（二十三）一孕妇用毒药去胎后当脐结块，块与脐高一寸，痛不可近

一妇以毒药去胎后，当脐右结块，块痛甚则寒热。块与脐高一寸，痛不可按，脉洪数。朱谓曰：此瘀血流溢于肠外盲膜之间，聚结为痛也。遂用补气血、行结滞、排脓之剂，三日决一锋钉，脓血大出，内如粪状者臭甚。病妇恐，因谓气血生肌，则内外之窍自合，不旬日而愈。

（二十四）一人左乳忽一点痛，腹中觉有秽气冲上即咳

汪石山治一人年五十，形色苍白性急，语不合则叫号气减呕吐，左奶下忽有一点痛，后又过劳恼怒，腹中觉有秽气冲上，即嗽及吐，亦或干咳无痰，甚则呕血，时发如疟。或以疟治，或从痰治，或从气治，皆不效。诊之脉皆浮细，略弦而驶。曰：此土虚木旺也。性急多怒，肝火时动，故在奶下痛者，肝气郁也。秽气冲者，肝火凌脾而逆上也，呕血者，肝被火扰，不能藏其血也；咳嗽者，金失所养，又受火克而然也；呕吐者，脾虚不能运食，郁而为痰也。寒热者，水火交战也。兹宜泻肝木之实，补脾土之虚，清肺金之燥，庶几可安。以青皮、山栀各七分，白芍、黄芪各一钱，归身、阿胶各八分，甘草、五味各五分，白术、麦冬各钱半，人参三钱，煎服月余，诸症悉平。

（二十五）一人左腹痞满，谷气偏行于右，不能左达

一人长瘦体弱，病左腹痞满，谷气偏行于右，不能左达，饮食减，大便滞。汪诊其脉，浮缓而弱，不任寻按。曰：此土虚木实也。用人参补脾；枳实泻肝；佐以芍药引金泄木；辅以当归和血润燥；加厚朴、陈皮以宽胀；兼川芎、山栀以开郁。服十余帖稍宽，因粪结，思饮人乳。汪曰：只恐大滑耳。果然，遂停乳，仍服前药，每帖加人参四五钱，后

思香燥物。曰：脾病气结，香燥无忌也。每日食燥榧一二十枚，炙蒸饼十数斤，以助药力，年余而安。

（二十六）腹痛每从右手指冷起，渐上至头如冷水浇灌，则腹中大痛，遍身大热，热退则痛止

一妇年近五十，病腹痛。初从右指冷起，渐上至头，如冷水浇灌。而腹大痛，则遍身大热，热退则痛止。或遇食，或不食，皆痛。每常或一年一发，近来二三日一发，远不过六七日。医用四物汤加柴胡、香附不应，更医用四君、木香、槟榔亦不应；又用二陈加紫苏、豆蔻，又用七气等剂，皆不应。汪诊脉皆微弱，似有似无，或一二至一止，或三五至一止，乃阳气大虚。独参汤五钱，陈皮七分，煎服十数帖而愈。夫四肢者，诸阳之末，头者，诸阳之会。经曰：阳虚则恶寒。又曰：一胜则一负，阳虚阴旺，乘之则发寒。阴虚阳旺。盛之则发热。今指梢逆冷，上至于头，则阳负阴胜可知矣。阳负则不能健行，而痛大作，痛作而复热者，物极则反也。及其阴阳气衰而不相争，则热歇。痛亦息矣。况脾胃多气少血之经，气能生血，气不足则血亦不足。仲景曰：血虚气弱，以人参补之。故用独参汤与服，而数年之痛遂愈矣。

（二十七）一儿痘色全好，每腹中痛，疮色即变紫，痛止色复旧

钱仲阳治一童子，痘色全好，但腹中一痛疮，色即变紫，痛止色复旧，脉洪大。时已十余日，灌浆将满，但不靥，乃以药下其血积，疮遂转好愈。

（二十八）一儿痘后忽腹痛而绝，屡绝屡醒，后忽小肠突出脐外，茎物长八九寸，明亮如灯

喻嘉言治叶茂卿乃郎，出痘未大成浆，其壳甚薄。两月后，尚有着肉不脱者。一夕腹痛，大叫而绝，即梨汁入温汤灌之，少苏，顷复痛绝，又苏。遂以黄芩二两煎汤，加梨汁与服，痛止。令制膏子频服，不听。其后忽肚大无伦，一夕痛叫，小肠突出脐外五寸，交各二寸半，如

竹节壶顶状。茎物交折长八九寸，明亮如灯笼，外症历来不经闻见。喻用黄芩、阿胶二味，日进十余剂，三日始得小水，五日后水道清利，脐收肿消而愈。后门人问而明云：夫一身之气，全阈于肺，肺清则气行，肺浊则气壅。肺主皮毛，痘不成浆，肺热而津不行也。壳着于肉，名曰甲错。甲错者，多主肺痈。痈者壅也，岂非肺气壅而然。与腹痛叫绝者，壅之甚也。壅甚则水道亦闭，是以其气横行其中，而小肠且为突出。至于外肾弛长，其剩事矣。缘病已极中之极，惟单味多用，可以下行取效。故立方甚平，而奏功甚捷耳。试以格物之学，为子广之。凡禽畜之类，有肺者有尿，无肺者无尿，故小道不利，而成肿满，清肺为急，此义前人阐发不到，后之以五苓八正等方味治水者，总之未晤此旨。至于车水放塘，种种劫夺膀胱之剂，可不辨之于蚤欤？

（二十九）小腹生块如梅李状

嘉靖中，长州邹表之妻，患小腹下生一块，形如梅李，久则腐溃，始吐出若米粞之状，后又若蚬肉之状。以指捻开，则有长发数条在内，名医竟不能治，遂致不起。蛇发瘕往往载于方书，或因食物相感，假血而成，理或有之，不可指为妄诞也。

（三十）污血

一人年二十三岁，膈有一点相引而痛，吸气觉皮急，此有污血也。滑石一两，桃仁、黄连各五钱，枳壳一两，炙甘草二钱，为末，每服一钱五分，以萝卜自然汁煎饮之，一日五六服。

（三十一）针误入腹

予里一妇，适咬针线，其针失口，未几入喉而下，茫无措置。一邻人云：速当取蟾两目，用温水吞下，可相针头尾而出，服之果验。又武林一童子，戏作吞针法，针亦入腹，治之亦如前而出。使蟾未有时，当往向南桑树底下，开落丈许自有。

化瘀汤：柴胡、栀子、天花粉（各三钱），白芍（一两），甘草（二钱），水煎服。

调气和胃散：白豆蔻，木香，丁香，藿香，檀香，砂仁，甘草，苍术，厚朴，陈皮，水煎服。

木香调气散：木香，丁香，藿香，檀香，砂仁，白豆蔻，甘草，为末，沸汤入盐少许，调服二钱。

四七汤：人参、官桂、半夏（各一钱），甘草（五分），加姜煎。

藿香正气散：茯苓、白芷、苏叶、陈皮、桔梗、大腹皮、甘草、白术、厚朴、半夏（各两半），藿香（三两），前胡（一两半），上每五钱，姜三片，枣一枚，水煎乘热服。

八味顺气散：白术，茯苓，青皮，陈皮，人参，白芷，乌药，甘草，水煎服。

八毒赤丸：雄黄、朱砂、矾石、附子（炮）、藜芦、巴豆（去油及筋膜）、丹皮（各一两），蜈蚣一条（炙），为末，蜜丸小豆大，水下七丸。

六味汤（即六味丸见耳门）

平胃散（见心神门）

卷之六

身

（一）渊疽有声若婴儿啼

夏子益《奇疾方》云：有人患渊疽，发于肋下，久则一窍，有声如婴儿啼。灸阳陵泉二七壮，声止而愈。

〔源按〕古云疮久不愈，则内生虫，此患渊疽，有声如婴儿啼者，因内生虫也。然不用别治，而独用艾灸。盖人血气冷，则疮不消不溃。故假艾力以温其内，使气血得行，其疽自灭。况艾更能杀虫，故但灸而愈。

（二）灸疮痂脱后内有鲜肉片子如蝶飞去

又云：有人因艾火灸疮，痂退落，疮内鲜肉片子如蝶状，腾空飞云，痛不可言，血肉俱坏，此火毒生怪病也。用朴硝、大黄为末，水调下，微利即愈。

（三）鼻张大喘，浑身如斑，毛发如铜铁

又云：有人病眼赤，鼻张大喘，浑身如斑，毛发如铜铁，乃胃中热毒气结于下焦。用白矾、滑石各一两，为末，作一服，水三碗煎减半，不住服，服尽即安。

（四）筋肉化虫

又云：有人患生虫，如蟹走于皮下，作声如小儿啼，为筋肉所化。雄黄、雷丸各一两，为末，掺猪肉上炙熟，吃尽自安。

（五）头面及身生毒如蛇状

又云：有人患身及头面生毒浮肿，如蛇状。用雨湿砖上青苔一钱，水调涂之立应。

（六）产后食粥，发水冷数块

又云：有一妇产后，食茶粥二十余碗，一月后，身之上下发水冷数块，人以手指按其冷处，即冷从指下上应至心。如是者，诸治不效，以八物汤去地黄，加橘红，入姜汁、竹沥一酒钟，十服乃痊。

（七）血壅

又云：有人遍身忽然肉出如锥，痒而且痛，不能饮食，名曰血壅。不速治，必溃脓血，以赤皮葱烧灰淋洗，饮淡豆豉汤数盏自安。

〔源按〕经云：营气不从，逆于肉里，此症为热毒内攻，营气逆于肉里，而生奇毒也，痒乃津液枯涩，痛因气血不行，故痒痛并作。葱有疏表通气之功，以洗于外，豉能清热解毒，以饮于内，内外兼治，其病故痊。

（八）脉溢

又云：有人毛窍节次出血不止，忽皮胀如鼓，须臾耳目口鼻被气胀合欲绝，此名脉溢。急用生姜自然汁和水合半盏，服即安。

〔源按〕在毛窍节次血出，而忽皮胀如鼓，及口鼻等处被气胀合欲绝者，此必疫邪内攻，迫血于脉络节次而出，名曰脉溢，盖邪壅于中，卫气散解，因卫不营行而不能卫护其血，故血外流。血流于外，邪当自解而不解者，盖卫失其度，因失血而更虚其卫。其邪益甚，故忽皮胀如鼓，而顷刻气满欲绝也。经云：失之则内闭九窍，外壅肌肉，卫气散解。此时若不急治其标，势将立毙。故用生姜辛散逆气之味，以捣自然之汁，与水和饮，取其性顺疾速，通格下关，使邪退而病可即安。

（九）气奔

又云：有人忽遍身皮底混混如波浪声，痒不可忍，抓之血出不能解，谓之气奔，以苦伏、人参、青盐、细辛共一两，作一服，水煎饮尽便愈。

〔源按〕此症由肺气热而贼风袭之，故客于皮底之间，与气相搏，因发声若波浪之声，而谓之气奔也。盖肺属金，其音商，商音清而劲，故声作如是。若无热则声不鸣，无风则气不奔，即《内经》所谓诸病有声皆属于热。又云：风善行而数变，故所患若是耳。盖风盛则燥，燥则血涩，津液不行，故遍身搔痒，致血出不能解。苦杖、青盐、细辛，清热散风，而兼平气逆；人参以补正气。所谓邪之所凑，其气必虚是也。

（十）寒疮

又云：有人患身面生疮，如猫儿眼样，有光采，脓血，但痛痒不常，饮食减少，名曰寒疮。多吃葱韭、鸡鱼自愈。

〔源按〕一凡疮疡，若内毒盛者，则必现奇形奇色。此症生疮如猫儿眼样，有光采，乃毒盛故也（犹虫物等有毒，其色必鲜艳有光）。毒盛而兼寒内闭，至气血欲行不行，似攻非攻，故不得作脓，而但痛痒不常也。此毒深寒闭，非攻不可，故多食葱韭、鸡鱼之物自愈。

（十一）皮肤手足内如蚯蚓唱歌

《奇病方》云：有人皮肤手足之间，如蚯蚓唱歌者，此乃水湿生虫也。方用蚯蚓粪，以水调涂敷患处，约寸厚，鸣即止。再用白术五钱，苡仁、芡实各一两，甘草、附子、黄芩各三钱，防风五分，水煎服即愈。盖治湿则虫无以养，而更有甘草解毒杀虫，防风去风逐瘀，附子斩关而捣邪，所以奏功如神也。

〔源按〕此症生虫，如蚯蚓歌然。然亦有被蚯蚓蛟毒，形如大风，眉发皆落，患处常闻蚯蚓唱歌者，用浓煎盐汤浸身数遍自愈。昔浙西将军张韶患此，每夕蚯蚓鸣体，一僧用此方而安，蚓畏盐故也。

（十二）腰间长肉痕一条如带围至脐间，不痛不痒

又云：有人腰间忽长肉痕一条，如带围至脐间，不痛不痒，久之饮食少进，气血枯槁。此乃肾经与带脉不和，又过于纵欲，乃得此疾。久则带脉气衰，血亦渐耗，颜色黑黯，虽无大痛，而病实笃也。法当峻补肾水，而兼补带，自然身壮而痕消。灭痕丹每日早晚各服一两，十日

后，觉腰轻，再服十日，其肉糁淡，更服全消。然必须绝欲三月，否则无效。

（十三）遍身作痒，用刀割方快

又云：有人遍身发痒，以锥刺之，少已复痒；以刀割之快甚，少顷又痒甚，以刀割之觉疼，必流血不已。以石灰止之，则血止而痒作又以刀割之，又流血，又以石灰止之，止之又痒，势必割至体无完肤而后止。方用人参一两，倘值病者无力买参，则用黄芪二两代之，服三剂，必痒止痛平。此本孽病，若愈后须痛改前恶，庶几不再发，否则发不能再救矣。

（十四）真鳖瘕

《类编》云：景陈弟子拱年七岁时，胁间忽生肿毒，隐隐见皮里一物，颇肖鳖形，微觉动转，其掣痛不堪。德兴古城村外有老医见之，使买鲜虾为羹以食，疑以为疮毒所忌之味，医竟令食之，下腹未久，痛即止。喜曰：此真鳖瘕也，吾求其所好，以尝试之耳。乃制一药，如疗脾胃者，而碾附子末二钱，投之数服而消。明年病复作，但如前补治，遂绝根。

（十五）胁内有声如虾蟆

《名医录》云：汾州王氏得病在胁，有声如虾蟆，常欲手按之，不则有声声相接，群医莫能辨。闻留阳山人赵峦善诊，赵曰：此因惊气入于脏腑，不治而成疾，故常作声。王氏曰：因水边行次，有大虾蟆跃高数尺，蓦作一声，忽惊叫，便觉右胁牵痛，自后作声尚似虾蟆也。赵诊其脉，右关脉伏结，此积病也，当作积病治。用六神丸泄下青涎，类虾蟆之衣，遂瘥。

（十六）癌疮

《杨氏直指方》云：有人患癌疮，上高下深，颗颗累垂，裂如瞽眼，其中带青，头上各露一舌。因毒深穿孔，男则多发于腹，女则多发于乳，或项或背，令人昏迷。急宜用地胆为君，佐以白牵牛、滑石、木通利小便，以宣其毒，更服童便灌涤余邪，乃可得安也。

（十七）体生红虫如线并游动可见

《五湖漫闻》云：无锡一人，遍身肤肉有红虫如线，长二三寸，时或游动，了了可见，痒不可当，医莫能治。一日偶思食水蛙，蛙至虫遂不见，乃市蛙为脯，旦晚食之，月余其虫渐消。

（十八）疖中出蛔

又云：吴城一人腰间生一疖，脓中流出蛔虫四条，医亦甚骇，耳目所未经者，疖后自愈，不致伤生。枫桥疡医龚生，目睹人，小腹生疖，流出蛔虫两条，俱长六七寸，后亦自愈。

（十九）疮如木耳

《端效方》云：有人患白口恶疮，其疮如木耳，因肝木湿热所生，不拘大人小儿，俱用五倍子、青黛等分为末，以筒吹之自愈。

（二十）生泡如棠梨，每个出水有石一片

《危氏方》云：有人患身体生泡如甘棠梨状，每个出水内有石一片，如指甲大，其泡复生抽尽肌肉即不可治。用荆三棱、蓬莪术各五两为末，分三服，酒调连进愈。

〔源按〕此症因邪客于皮肤之内，分肉之间，而卫气逆，逆则利用之肺金变而为顽金矣。不但不能主气，反将顽劣之性以干脾土，土即随金施化，而金质坚刚，因此肌肉化为石片。即《内经》所谓其性刚，其化坚敛是也。至石片从水而出，盖因人身全赖金气荣养，气能管束津液，化精微而荣养于内，乃肺为邪毒所干，致顽劣其性，不但不能束津液而化精微，反化肉为石，致津液并随所化之处发为水泡，故石片从水中出耳。治用三棱、莪术破其血气，兼散其毒，毒散气和则金气复利。肉里得顺，其病自瘳。本草云：二物能治疮硬，性能治块消癖故也。是症非此不能治坚刚石片，故用之相宜。

或问：人有足底发泡，如泡平之后，以指破之，间有硬片如皮生内，亦是肌肉所化否？予曰：非也。此泡初即刺破，则但有水而无硬片也。此水感金气所生，故泡平之后，而有此片，并非如肌肉化石，由水中出也。

（二十一）治用灸火忽血出如尿

李楼《怪症方》云：一人灸火至五壮，血出如尿不止，手冷欲绝，以酒炒黄芩二钱为末，酒服即止。

（二十二）石疽

《外台秘要》云：有人患身疽如石状，如痤疖而皮厚，名曰石疽。以谷子捣敷即愈。

〔源按〕本草云：谷子即楮实，山野中处处有之，其树汁粘如胶漆，即俗呼谷树脂是也。

（二十三）遍身生热毒，至颈而止

《衍义》云：有人遍身患热毒痛而不痒，手足尤甚，至项而止，粘着衣被，晓夕不得寐，痛不可忍。有人教以石菖蒲三斗剉，日干之，春箩为末，布席上，使患者恣卧其间，仍以衣被覆之，既不粘着。又复得睡五日七日间，其疮如失，后有患此者，治之应手取效。其石菖蒲根络石生者节密入药须此等。

（二十四）胁漏

《圣济录》云：人有患胁漏出水不止，用乌牛耳垢敷之即瘥。

（二十五）蜘蛛咬

刘禹锡《传信方》云：贞元十年，崔员外言有人为蜘蛛咬腹，大如妊，遍身生丝，其家弃之乞食，有僧教啖羊乳，未几即平也。又张荐员外住剑南，张延赏判官忽被蜘蛛咬头上。一宿咬处有二道赤色，细如箸绕顶上，从胸前下至心。经两宿，头面肿疼大如数升，腹渐肿，几至不救。张公出钱五百千，并荐家财又数百千，募能疗者，忽一人应召

八六

云：可治。张公不信，欲验其方，答云：不谙方，但疗人性命耳。遂取蓝汁一碗，以蜘蛛投之，至汁而死。又取蓝汁加麝香、雄黄更以一蛛投入，随化为水。张公因甚异之，遂令点以咬处，两日悉平，作小疮而愈。

（二十六）瘭疽

《千金方》云：有人患肉中忽生点，大者如豆，细者如黍粟，甚者如梅李有根，痛伤应心，久则四面肿泡，逐脉入脏者死，名曰瘭疽，乃热毒也。以温醋米泔洗净，用胡燕巢土和百日，男儿尿敷之。又一种善着十指，状如代指，根深至肌，能坏筋骨，毒气入脏杀人。宜烧铁烙之，或灸百壮，日饮犀角汁即瘥。

（二十七）小儿初生如鱼泡

《救急方》云：一儿初生如鱼泡，又如水晶，碎则流水。用蜜佗僧罗极细，掺之而愈。

（二十八）初生无皮

又云：一儿初生无皮，俱是赤肉，乃因母自怀胎十月，楼居不得地气故也。取儿安泥地卧一宿，皮即长。又方用米粉干扑之，候生皮乃止。

（二十九）乌纱惊

《小儿秘诀》云：有小儿惊风，遍身乌都者，名乌纱惊风。急推向下，将黄土一碗捣末，入陈醋一钟，炒熟绢包定熨之，引下至手足刺破为妙。

（三十）伏热

《南史》云：将军房伯玉，服五石散十许剂，更患冷痰，夏日常复衣。徐嗣伯诊之曰：乃伏热也，须以水发之，非冬不可。十一月冰雪大盛时，令伯玉解衣坐石上，取新汲冷水从头浇之，尽二十斛，口噤气绝。家人啼哭请止，嗣伯执树谏者，尽又水百斛，伯玉始能动，背上彭彭有气，俄而起坐云：热不可忍，乞冷饮，嗣伯以水一升饮之，疾遂愈。自后常热，冬月犹单衫，体更肥壮。

〔源按〕经云：火郁则发之。嗣伯所治前症，以十一月至后，阳气在内之时，用平旦以水激之，盖平旦阳气初升时也。将郁久之热，激发而汗解。即《素问》所谓正者正治，反者反治，逆而从之，从而逆之是也。春月则阳气已泄，夏秋则阴气在内，故必于冬月至后，行之乃可。

或问，经云阳气者，一日而主外，平旦人气生，日中而阳气隆，日西而阳气已虚，气门乃闭。是则人之气随天地之气为生闭也。平旦人气生，因天地之阳气生外，何故天地反寒于平旦乎？日西阳气已虚何故反不寒乎？予曰：日西阳气虽虚，尚余太阳之暖气，故不寒。至深夜暖气渐消，故渐寒。而至平旦，清晨太阳虽升，天地未暖，故尚寒耳。日中而阳气隆，故日中则暖也。

又问：何故至平旦而每有露乎？予曰：阳气升而地气上也。地气即地中之水气，乃升而为露耳。然其气升上，本昼夜不息，日中有太阳故不见。夜则见之，然所见亦微，非比平旦阳气所升之时也。

又问：平旦无露，此何以故？予曰：因地气不和，不和则气升为云，故无露。若久旱地燥，其气虽升，因上土燥而敛其气，亦无露耳。

又问：雾因何至？予曰：地中之气，随阳升为露，若气稍不和，则不能为露，亦不能为雨，故但下瞞如云若露而名雾也。

又问：雨从云降何故？常有云不雨乎？予曰：云亦地之水气因天地之气不和，而和之则水气升上为云而为雨也，即所谓阴阳和而雨泽降耳。然不和有甚不甚之别，不和不甚，则水气腾空而散，虽有云不雨（犹煮水，水气升外，每腾空而散也）。甚则水气盛，不能腾空而散，故即降而为雨也。盖云每出于山，即卦传所谓山泽通气是也。

又问：风从何来？予曰：风乃大块噫气（噫气犹嗳气，其气从下散上也），因天地之气不和而发，然天地有自然之风，有噫气之风。盖天地之气升而降，降而升，犹人之呼吸然。若气和则升降顺而有自然之风焉，不和则不顺，不顺则逆，逆则发噫气而为风耳。如气或不和于东，则噫气发东风，即从东而至。不和于西，则噫气发西风，即从西而来，南北皆然，四隅亦如是。若有风而有雨者，因不和之水气，从风而上故也。又问：气或不和于东，而西或又有不和，若噫气并发，当必有东西齐来之风，而何故无乎？予曰：天地一气也，使气东不和而又有西不和者，则噫气或发于东，而西不顺之气亦从东而泄，故但有风于东耳。发于西，故但有风于西耳。然大莫大于天地，若彼不和，与此不和，固极远而不能相应，则噫气彼此齐发，则彼此之风远而各殊，人所不得而知也。即谚云：千里不同风耳。

又问：雷电何也？予曰：一岁之中，热而寒，寒而热，皆天地元阳之气，升上则热，降下则寒。若节至惊蛰，其气渐升而达于外，因天地之气不和，不和则气不升，不升而欲升之，则破块而出，故雷电并作。盖电即元阳之气，气即火也，雷因元阳之火升外，故每先电而后雷也（犹人放炮火，先见而后声发也）。若电闪甚，则雷猛发于外，故雷声震上而形霹雳也。如雷止而但有电者，乃破中之余气耳，所以电即闪而不远，其气乃破而易泄，故彼闪未已，而又有此也。初秋阳气将收，或值天地之气不和，则气欲降不能，而反逆于上，故每发迅雷耳。若秋渐深，阳气渐下，至冬伏藏，故雷亦收声也。人与天地同参，至秋其气渐收，收则毛窍闭，而春夏所受之病皆郁，郁而发之，则病作矣，故病每多发于秋也。

（三十一）饮癖

许叔微《本事方》云：微患饮癖，三十年，始因少年夜坐写文，左向伏几，是以饮食多坠左。中夜必饮酒数杯，又向左卧，壮时不觉，三五年来，觉酒止从左下有声，胁痛食减嘈杂，饮酒半杯即止。十数日必呕酸水数升，暑月止右边有汗，左边绝无。遍访名医，治无一效。自揣必有澼囊如水之有科臼，不盈科不行，但清者可行，而浊者停滞无路以决之，故积至五七日，必呕而去。脾土恶湿，而水则流湿。莫若燥脾以去湿，崇土以填科臼。乃悉屏诸药，只以苍术一斤，去皮切片为末，脂麻半两，水二钱，研滤汁，大枣五十枚，煮去皮核，捣和丸，梧子大，每日空腹，温服五十丸。增至一二百丸，忌桃李雀肉，服三月而疾除。自此常不呕不吐不痛，胸膈宽利，饮啖如故，暑月汗亦周身，灯下能书细字，皆术之力也。初服时，必觉微燥，以山栀末沸汤点服加之，久服亦自不燥矣。

（三十二）血厥

又云：有人平居无疾，忽如死人，身不动摇，目闭口噤，或微知之，眩冒移时方寤，此名血厥，亦名郁冒。因出汗过多，血少阳气直上，气塞不行，故身如死。气过血还，阴阳复通，故移时方寤，妇人尤多此症。宜服白薇汤，用白薇、当归各一两，人参半两，甘草钱半，每服五钱，水二盏，煎一盏，温服。

（三十三）睡则体冷如僵，既觉令人温之方动

《梦溪笔谈》云：夏文庄公性豪侈，禀赋异人，才睡则体冷似僵，一如逝者。既觉须令人温之，良久方能动。有人见其陆行，两车相并，载一物巍然，问之乃绵帐也。以数十斤绵为之。常服仙茅、钟乳、硫黄不可胜记，晨朝每服钟乳粥。有小吏窃食之，疽发不可救。

（三十四）香蚀

《吹剑续录》云：葛可久治同郡富家女，年可十七八，病四肢痿痹，不能自食，目瞪，众医莫治。葛视之曰：当去房中香奁流苏之物，发地板掘土为坎，畀女子其中，扃其屏。戒家人俟其手足动而作声，当报我。久之手足果动而呼，投药一丸，明日坎中出矣。盖此女平日嗜香，而脾为香所蚀故也。

（三十五）羊毛疔

濮阳传云：万历丁亥，金台有妇人，以羊毛遍鬻于市，忽不见，继而都人身生泡瘤渐大，痛死者甚众，瘤内惟有羊毛。有道人传一方云：以黑豆、乔麦为粉涂擦，毛落而愈，名羊毛疔。

〔源按〕此症近江南山东患者颇众，然所患与前症不同，初起发热，或似疟，或似伤寒，体重，遍身皮肉胀痛不可忍，满身发红点如疹，用针挑破，内有羊毛，或一鬃或数茎，其色或白或赤，或粗或细，形色不一，俗称羊毛疹子，死者颇多。或有不用针挑，内服葛根、升麻、柴胡、防风、荆芥、鼠粘子、蝉蜕、银花、连翘、黄芩、羚羊角、西河柳等味。外用前案药味涂擦，其毛多粘药内，擦后其痛渐平。但或一日，或二日，或半日许，仍然复作，作时仍用药擦，其毛复有，渐擦渐平。如是者，或患一二月，或三四五月，至身上起白泡，遍身痒作，方得痊愈。若不用前法治之，得生者少。又有一种只发热，体重而胀痛，并无红点如疹。亦用前治法，其用针挑去其毛，并出其血，病可立愈，此是疫毒，因泄其毒故耳。

（三十六）闭目即浑身麻木，目开渐退

东垣治李正夫人病，诊得六脉中俱弦，洪缓相合，按之无力，弦在其上，是风热下陷入阴中，阳道不行。其症闭目即浑身麻木，昼减夜甚，觉而目开，则麻木渐退，久则绝止。常开其目则病不作，惧其麻木，不敢合眼，故不得眠。身体皆重，时有痰嗽，觉胸中常有痰而不利，时烦躁短促而喘，肌肤充盛，饮食大小便如常，惟畏麻木，不敢合眼为最苦。观其色脉，形病相应不逆。《内经》云：阳盛瞋目而动轻，阴病闭目而静重。又云：诸脉皆属于目。《灵枢》曰：目开则阳道行，阳气遍布周身，合目则阳道闭而不行，如昼夜之分，知其阳衰而阴旺也，且麻木为风，虽三尺童子，皆以为然。细校之则非，如久坐而起，亦有麻木，假如绳缚系之，觉麻木而不能动，释之则渐自已，以此验之，非有风邪，乃气不行也。不须治风，当补中之气，则麻木自去矣。知其经络，阴火乘其阳分，火动于中，为麻木也，当兼去阴火则愈矣，时痰嗽者，秋凉在外，湿在上作也，当实皮毛以温剂。身重脉缓者，湿气伏匿而作也，当升阳助气益血，微泻阴火，去湿通行经脉，调其阴阳，则非五脏之本有邪也。补气升阳和中汤主之，八剂而愈。

（三十七）胎瘤

又治一人，中年以来得一子。一岁之后，身生红丝瘤，后四子皆病瘤而死，问何缘致此。翌月思之，谓曰：汝肾中伏火，精气必有红丝，以气相传，故生子有此疾，俗名胎瘤是也。汝试观之，果如其言。遂以滋肾丸数服以泻肾中火邪，补真阴之不足，忌酒辛热之物。其妻以六味地黄丸以养血，受胎五月之后，以黄芩、白术作散，与五七服，后生子前症不作。

（三十八）一人遍身淫淫如虫，或从左脚腿起，渐次而上，至头复下右脚，自觉虫行有声之状

汪石山治一人，形长而瘦，色白而脆，年三十余得奇疾，遍身淫淫，循行如虫，或从左脚腿起，渐次而上，至头复下于右脚，自觉虫行有声之状。召医诊视，多不识其为何病。汪诊其脉，浮小而濡，按之不足，兼察形视色知其虚证矣。《伤寒论》云：如身虫行，汗多亡阳也。遂仿此例，而用补中益气汤，倍加参、芪，以酒炒黄柏五分佐之，服至三十帖遂愈。

（三十九）一妇每遍身麻木即昏聩，良久方醒

又治一妇，或时遍身麻木则慒，不省人事，良久乃醒。医作风治，用乌药顺气散，又用小续命汤，病益甚。汪诊之，脉皆浮濡缓弱。曰：此气虚也。麻者气馁不行，迟不能接续，如人久坐膝屈，气道不利，故伸足起立而麻者是也。心之所养者血，所藏者神，气运不利，血亦罕来，由心失所养而昏慒也。用参、芪各二钱，归身、茯苓、门冬各一钱，黄芩、陈皮、甘草各五分，煎服而愈。

（四十）恶寒入沸汤不知

祝仲宁治一贵妇，病恶寒，日夜以重裘覆其首，起跃入沸汤中不觉，医以为寒甚。祝曰：此痰火上腾，所谓阳极似阴者也。非下之火不杀下，经宿而彻裘，呼水饮之，旬日气平乃愈。

（四十一）恶寒虽夏日喜近烈火

丹溪治一妇年近六十，暑月常恶寒战栗，喜烈火服绵，汗时如雨，形肥肌厚，已服附子十余帖。浑身痒甚，两手脉沉涩，重取稍大，如其热甚而血虚也。以四物汤，去川芎，倍地黄，加白术、黄芪、炒黄柏、生甘草，每服一两。始煎一帖饮之。腹大泄，目无视，口无言，知其病始深，而药无反佐之过也。仍以前药熟炒与之，盖借火力为向导，一帖利止，四帖精神回，十帖病全安。

（四十二）又案

又治蒋氏妇，年三十余，形瘦面黑，六月喜热恶寒，两手脉沉而涩，重取则数。以三黄丸下之，用姜汤送下，每服三十丸，投至二十服，微汗而愈。

（四十三）一咳逆每作一声，则举身跳动而昏

又治一女子，年逾笄，性躁体厚，因暑月大怒而咳逆，每作一声，则举身跳动神昏，凡三五息一作。脉不可诊，视其形气实。以人参芦二两煎饮，大吐胶痰数碗，大汗昏睡一日而安。

（四十四）遍身生块

又治一人，遍身俱是块，块即痰也，二陈加白芥，姜炒黄连煎服。

吴邑一人，患肩背起块，如向左卧，其块走入于左，右卧至右。予作痰饮流注治之，用前药去黄连，加桔梗愈。

（四十五）一老妇气喘，左身半恶热，单衣被不能耐，右身半恶寒，厚衣被不温

江汝洁治一老妇，病虚弱气喘，左身半自头面以下至足，发热自汗，单衣被不能耐。右身半自头面以下至足，厚衣被不能温，如此三年矣，医药不效。江诊其六脉，举之俱微而略弦，按之略洪而无力，二关脉略胜于二寸。经曰：微则为虚。又曰：诸弦为饮。又曰：洪为阳为热。又曰：无力为虚。据此则知风邪入脾，表里阴阳气血俱虚之候作

也。经曰：治病必求其本，令受风邪，乃木来侵土。又风自太阳而入脾，先当以太阳疏泄以固表，次当养脾而祛木，俾脾无贼邪之患，则血气渐平而左热右寒之疾可除也。以石膏、款冬花各三钱，官桂、甘草半之，研为细末，以管吹入喉中，浓茶送下三四钱，嗽喘即止。次日用滋补之剂，白术二钱半，白芍、香附各一钱半，黄芪、陈皮各一钱，甘草三分，水煎服，后除芍药，加人参三钱，数服而愈。

（四十六）右腰一点胀痛，发则病症多端，一止则诸症泯然

时珍治一人，病发则右腰一点胀痛，牵引右胁，上至胸口，则必欲卧，大便里急后重，频欲登圊，小便长而数。或吞酸，或吐水，或作泻，或阳痿，或得酒稍止，或得食稍减。但受寒食寒，或劳役，或入房，或怒，或饥，即时举发。一止则诸症泯然，如无病人，甚则日发数次，服温补胜湿、滋补消导诸药，皆微止随发。珍思此乃饥饱劳役，内伤元气，清阳陷遏，不能上升所致也。遂用升麻葛根汤合四君子汤，加柴胡、苍术、黄芪，煎服，服后饮酒一二杯助之，其药入腹则觉清气上行，胸膈爽快，手足和暖，头目清顺，神采迅发，诸症如扫。每发一服即止，神验无比。若减升麻、葛根，或不饮酒，则效便迟。大抵人年五十以后，其气消者多，长者少，降者多，升者少，秋冬之令多，而春夏之令少。若禀气弱而有前诸症者，并宜此药活法治之。《素问》云：阴精所奉其人寿，阳精所降其人夭是也。

（四十七）走注痛至夜则发，发如虫啮

孙东宿治歙州一贵妇，遍身走注疼痛，至夜则发，如虫啮其肌，多作鬼治。孙曰：此正历节风病也。以麝香丸三服愈。

（四十八）身痛欲人击打

江应宿见一木商，自云曾经五月放树，久立风雨湿地，衣服尽濡，患寒热交作，遍身胀痛欲人击打，莫知为何病；服药罔效。忽思烧酒，热饮数杯，觉腹中宽快，数饮至醉，遂愈。此中寒湿，医莫能察识耳。

（四十九）净海疮

姚应凤视一人，年六十许，遍体发小疥如粟。应凤曰：是名净海疮。甲子将周海上，神仙考核实，生此疮不治则生，治之则死。其人未之信也。治疮疮愈而死。

（五十）异疽

一有人患异疽，如痈而小，有异脓如小豆汁，今日去，明日满。用芸苔菜，散血消毒，须捣熟，将布袋盛于热灰中煨熟，更互熨之，不过二三度愈。

（五十一）产后恶寒，口不能言，手足不能动

吴篁池治一妇，年三十余，产后患虚症，恶寒，口不能言，手足不能动，饮食颇进，大小便如常，多汗。治用参、芪大剂，加桂枝，每剂或一钱，或二三钱，量病势轻重出入，服至一年半，时值暑月，恶风寒愈甚。惟口已能言，手足能动，但恶寒不去，乃令人强扶出风凉处坐，用凉水强浸手足，口含冷水，初甚祛，良久能耐觉安，渐至暖至热，热渐甚，欲冷饮，乃以凉水顿饮之，复衣顿除，如常而愈。

（五十二）盗汗数年不愈

壬申状元秦涧泉，三年盗汗，每寤衣被俱湿。饮食起居如常，经数十医不效。时予在都，因来就视。予诊之，六脉如丝，却悠扬无病，惟肝脉中取弦实。予曰：公之脉，六阴脉也。脉无他异，惟左关弦耳，此肝胆有火。仲景云：盗汗在半表半里，胆有热也。用小柴胡汤，加当归、生地、丹皮、经霜桑叶，不数剂而痊。

（五十三）痰入筋脉

武林周南溪，年三十余，体壮畏热，因避暑西湖，日坐阴湿之处，又常食瓜果等物，至仲秋忽两腿筋脉钓痛，数日后牵钓至两臂。又数日，手指一动，即周身经脉钓痛而绝。治用去风利痰之剂，一无取效，病在至危。予视其脉，皆弦急，盖诸弦为饮，急为寒。又痰入筋骨，则

牵引钓痛。此症由寒湿生痰，而流入筋脉故也。以半复、茯苓各三钱，白芥子二钱，陈皮、木瓜各一钱五分，干姜、甘草各一钱，生姜三片，送妙应丸梧子大者七丸，服后约半日许，手指可动。又服之手足即不复牵钓。改用六君子汤，调理半月而精神乃复。

（五十四）热痹

一仕人王姓者，仲春肌体大热，如有物在身行走之状，口干唇燥，小便黄赤。予曰：此即所谓热痹也。《统旨》云：热痹脏腑移热，复遇外邪，客搏经络，留而不行，阳遭其阴，故痹熻然而闷，肌肉热极，体上如鼠走之状，唇口反裂，皮肤色变，治宜升麻汤。予与此汤而愈。

灭痕丹：熟地黄、白术、山茱萸（各一斤），杜仲、山药（八两），白芍（六两），白果肉、当归、车前（各三两），蜜丸梧子大，每日早晚各一两，服尽自消。

六神丸：神曲，麦芽，茯苓，枳壳，木香，黄连，上为末，神曲和丸，桐子大，每服五十丸，白汤送下。

滋肾丸：知母（酒炒）、黄柏（酒炒，各二两），肉桂（二钱），上各另为末，水丸桐子大，每服二百丸，空心百沸汤下。

三黄丸：黄芩、黄连、大黄（各等分），上各另为末，水糊丸桐子大，每服七八十丸，白汤下。

升麻葛根汤：升麻（三钱），葛根、芍药（二钱），甘草（一钱），姜三片，枣二枚，煎服。

补气升阳和中汤：黄芪、人参、白芍（三钱），甘草、佛耳草（四钱），陈皮、白术、归身（二钱），黄柏、甘草、茯苓、泽泻、升麻、柴胡、草蔻（一钱），每服三五钱，水煎，稍热服。

麝香丸：川乌（大者三个生用），黑豆（二十一粒，生用），全蝎（二十一个，生用），地龙（五钱），上末，入麝香半字，同研匀，糯米糊为丸，绿豆大，每服七丸，甚者十丸，夜卧令膈空，温酒下，微出冷汗一身便瘥。此方凡是历节及不出痰痛，一二服便瘥。

升麻汤：升麻（三两），茯神、人参、防风、犀角、羚角、羌活

（一两），官桂（五钱），每服六钱，生姜一块捣碎，竹沥少许同煎至一盏，温服。

八珍汤：人参，白术，茯苓，甘草，生地，白芍，川芎，当归，姜枣煎。

八物汤（见口门）

六味丸（见耳门）

四物汤（见头门）

二陈汤（见目门）

补中益气汤（见项门）

妙应丸（即控涎丹见喉门）

卷之七

一、背

（一）背缝生虱

《奇病方》云：有人患背脊裂开一缝，出虱千余，此乃肾中有风，得阳气吹之故也，不觉破裂虱现。即服活水止虱丹三剂，以减缝中之虱，再蓖麻三粒，红枣三枚，捣和为丸，如弹子大，置火熏衣，使不尽之虱俱死，而缝自合矣。蓖麻子能杀虱去风，故用之相宜。

（二）虱瘤

徐弦《稽神录》云：浮梁李生，肩起如盂，惟痒不可忍，人皆不识。医士秦德立云：此虱瘤也。以药敷之，一夕瘤破，出虱斗余，即日体轻，但小窍不合，出虱不止而死。

（三）积癖聚背膜外

《济生方》云：有人患虚寒，积癖在背膜之外，流于两胁，气逆喘急，久则凝滞，溃为痈疽，多致不救。用胡椒三百五十粒，蝎尾四个，生木香二钱半为末，粟米饭丸绿豆大，每服二十丸，橘皮汤下，名磨积丸。

（四）背腿一点痛

《袖珍方》云：有人患背腿间一点痛不可忍者，此痰血也。芫花根为末，米醋调敷之，如不住，以帛束之，妇人产后尤多。

（五）背胛缝有一线痛上肩跨，至胸前侧胁而止

朱丹溪治一男子，忽患背胛缝有一线痛上肩，跨至胸前侧胁而止，其病昼夜不歇，痛不可忍，脉弦而数。重取豁大，左大于右，夫背胛小肠经也。此必思虑伤心，心脏未病，而腑小肠先病，故从背胛起。又虑不能决，又归之于胆，故痛至胸胁而止。乃小肠火乘肝木，子来乘母，

是为实邪。询止，果因谋事不遂所致。用人参四分，木通二分，煎汤吞龙胆丸，数服而愈。

（六）腰尻脊跨皆痛，昼静夜躁

戴人治一男子，年六十余，患腰尻脊胯皆痛，数载不愈。昼静夜躁，大痛往来，屡求自尽，日夕痛作，必令人以手捶击，至四五更鸡鸣则渐减，向曙则痛止。左右及病者皆疑祟病，朝祷暮祝，如僧道禁师至，则其痛似减。又梦鬼神战斗，山川神庙，无不祭者，淹延岁月，肉瘦皮枯，饮食减少，暴怒日增，惟候一死。有书生曰：既云祟病，如此祷祈，何无一应？闻陈郡有张戴人，精于医，可以请治。其家请张戴人，诊其两手，脉皆沉滞坚劲。曰：病虽瘦难以食，然腰尻脊胯皆痛者，必大便坚硬。其左右曰：有五七日，或八九日，见燥粪一两块，如弹丸大，结硬不可言，曾合人剜去之，仅下一两块，浑身燥痒，皮肤皱揭，枯涩如麸片。戴人既得病之虚实，遂用大承气汤，以姜枣煎之，加牵牛头末二钱。不敢言泻剂，盖病者闻暖则悦，闻寒则惧，说补则从，说泻则忌，此弊非一日也。而况一齐人传之，众楚人咻之乎。及煎成，使稍热饮之，从少至多，服至三日，脏腑下泄四五行，约半碗，以灯视之，皆燥粪及瘀血杂至，秽不可近，须臾痛减九分，昏睡鼻息调如常人。睡至明日将夕，始觉饥而索粥，温凉与之。又困睡一二日，其病尽去，次令饮食调养，日服导赤甘露滑利便溺之药，四十余日乃康。鸣呼！世传三十六虎书，三十六黄经，乃小儿三十六吊，谁为之耶？始作俑者，其无后乎？古人以医为重，故医之道行。今之人以医为轻，故医之道废。学人自局于术艺，病者亦不择精粗耳。《灵枢经》云：刺与汗虽久，犹可拔而雪，结与闭虽久，犹可解而决。夫腰脊胯痛者，足太阳膀胱经也。两胯，又足少阳胆经之所过也。《难经》曰：诸痛为实。《内经》曰：诸痛疡疮，皆属心火。注曰：心寂则痛减，心躁则痛甚，病见僧道禁师至，则病稍去者，心寂也，少顷仍复是耳，古之称痛随利减，不利则痛何由去，故凡躁症，皆三阳病也。

〔源按〕心寂则痛减，心躁则痛甚，此皆气随心役之道。如僧道禁师至，而痛稍减者，所谓心寂是也。盖心寂则气静，气静故病觉减也。未几心复躁，而气亦不宁，故痛复如旧。要知人身最灵者，气也，如思食思色，着哀着怒，未有不随心感发。不但人身之中，感发如是，即人子而能时念父母，亦能与父母之气暗暗相感。虽远离亦能相应，如曾子心痛，黔娄心惊，此气之相应故也。若父母在时及殁后，无时不念，则根本之气不绝，枝叶必茂，否则气已绝，焉得善后，即善亦终必败。孔圣云：身也者，亲之枝也，敢不敬与？不能敬其身，是伤其亲，伤其亲，是伤其本，伤其本，枝从而亡。所以人能敬其身，即孝其亲也。孝其亲者，必好善，好善则善气临外，虽困必荣。恶则恶气外绕，虽荣必败。人不知气数之理，乃天定气数，即善恶之气定数，并非别有数也。

（七）命门穴骨节高肿如大馒头状

孙东宿治周凤亭孙女，年六岁，忽发寒热，一日过后，腰脊中命门穴骨节肿一块，如大馒头之状，高三四寸，自此不能平身而立，绝不能下地走动。如此者半年，人皆以为龟背痼疾莫能措治，即如幼科，将龟背古方治之，亦不效。孙曰：此非龟背，凡龟背在上，令在下部，必初年乳母放地，坐早之故。此时筋骨未坚，坐久而背曲，因受风邪初不觉，其渐入骨节间，而生痰涎，致今骨节肿满而大。不急治之，必成痼疾。今起未久，可用万灵黑虎比天膏贴之，外再以晚蚕沙醋洗炒熟，绢片包定于膏上，带定熨之，一夜一次。再以威灵仙为君，五加皮、乌药、红花、防风、独活，水煎服之。一月而消其半，骨节柔软，不复肿硬，便能行走如初。后三月复不能行，问之，足膝酸软，载身不起，故不能行。孙知其病去而下元虚也，用杜仲、晚蚕沙、五加皮、苡仁、当归、人参、牛膝、独活、苍耳、仙茅，水煎服二十剂，行动如故。

（八）食从背下

又治查良本内眷，怒后偶食鱼头，骨梗于喉，即以馒头粽肉等压之，骨虽下，便觉胸膈不快，又服消骨药两日，迨今乃七日矣。胸膈胀痛殊甚，饮食悉从背后而下，恶寒发热，六脉弦数。孙思骨梗之后，用硬物压之，伤其胃脘，必有瘀血停蓄膈间，将食管逼在背后，故饮食觉从背后而下也。今但消去瘀血，使食管复原，胸膈之痛可瘳矣。药以五灵脂为君，山楂、元胡、桃仁、枳壳为臣，赤芍药、牡丹皮、香附、山栀仁为佐，柴胡、石菖蒲为使，水煎临服入韭菜汁一酒杯饮之。其夜胸膈宽快，大便泻一次，痛减大半。饮食乃从右边而下，右边胸膈稍痛，吞物甚艰，痰出皆血腥气。改以山栀、赤芍药、归尾、桃仁、刘寄奴、五灵脂、牡丹皮、穿山甲，煎入韭汁服之，两帖全瘳。

（九）右背盐匙骨边一点痛，及右手臂肢节皆胀痛，筋脉暴起

又治一妇右背盐匙骨边一点疼痛，夜尤其，医治半月不效，辗转加剧。即以右边手臂肢节皆胀痛。筋皆暴起，肌肉上生红点，脉两手皆数，右尺软弱，乃湿热伤筋，而成痛痹。以东垣舒经汤为主，羌活、升麻、桃仁、麻黄、红花、当归、防风、甘草、独活、猪苓、黄柏、防己、知母、黄连，两帖痛减肿消，再亦不发。

（十）八脉病

金少游治黄淳之室，庚午秋，娩身后，腰胯痛，痛久，脊膂突出一骨一二寸许，腹下季胁，发一肿如拳大，每抽掣亦痛，遍身如刀剐，不能行，不能转侧，每欲舒展，则妇女八人舁之。三吴医者莫不就诊无效。辛未秋延少游诊，其脉无他，兼以饮食不废，谓之曰：奇经八脉俱受病矣，幸十二正经无恙，中气不虚可疗。淳问其故，答曰：盖脊梁突督脉也。季胁痛肿，腹与胃痛，卫任也。两足筋急不能屈伸，阳跷阴跷也。腰以下冷，溶溶如坐水中，带之为病也。初进龟鹿二仙膏二三两，煎剂以骨碎补、续断为君，佐以温经大养气血之剂，四服即缓。继以鹿茸、河车、自然铜、骨碎补等剂，丸服一半，即能下床行动，疗此症不过两月而愈。愈而妊，更属意外。其季胁近胯之瘤，为庸工决破而死，惜哉。

活水止虺丹：熟地黄、山萸肉（三两），杜仲（一两），防己（一

钱），豨莶草（三钱），

水煎服。

大承气汤：大黄，芒硝，厚朴，枳实，先煎朴实，将大黄煮二三沸，顷碗内和芒硝，服得利则止。

导赤散：生地，木通，甘草梢，淡竹叶，等分煎。

甘露饮：生地，熟地，天冬，麦冬，石斛，茵陈，黄芩，枳壳，枇杷叶，甘草，等分，每服五钱。

舒筋汤：片姜黄（一钱），甘草（炒）、羌活（各三分），白术、海桐皮、赤芍、当归（各五分），上水煎服。

龟鹿二仙膏：鹿角（十斤），龟板（五斤），枸杞（二斤），人参（一斤），先将鹿龟板锯截，刮净水浸，桑火熬炼成胶，再将人参、枸杞，熬膏和入。

生肌散（见头门）

龙胆丸（即龙胆泻肝汤，见溺孔门）

二、手足

（一）血余

夏子益《奇疾方》云：有人手足十指节断坏，惟有筋连，无节肉，虫出如灯心长数寸，遍身绿毛卷，名曰血余。以茯苓、胡黄连煎汤，饮之自愈。

〔源按〕经云：脾热生肉痿，肉痿者色黄而蠕动。又云：地之湿气感则害皮肉关节。注云：湿自下受，先入皮肉，湿流关节则伤筋脉，筋脉伤则肝亦受病。此症由皮肉化虫至十指断坏，无节肉，而更感肝木之气，化生绿毛卷虫，又经所谓东方生木，木生风，在脏为肝，其虫毛。虫毛者，森森之象，故有是形耳，而病名血余。因肝藏血，所得肝之余气，而生虫毛故也。然不生别色而独生绿？盖脾属土，其色黄，肝属木，其色青，青黄二气相感，则生是色也。茯苓补脾利湿，胡黄连清肝木之热，使木平脾强，则症自愈。

（二）筋解

又云：有人患四肢节脱，但有皮连，不能举动，名曰筋解。用酒浸黄芦三两，经一宿，取出焙干为末，每服二钱，酒调下服尽安。

〔源按〕此症四肢节脱，但有皮连，因四肢筋脉痿而不用，故谓之筋解。解者，为筋脉解散，不堪任用耳。然痿有虚痿实痿，刘河间曰：四肢不举，俗曰瘫缓。故经所谓脾太过，则令人四肢不举。又曰：土太过则敦阜。阜高也，敦厚也，既厚而又高，则令除去，此真所谓膏粱之疾，其治则泻，令气弱阳衰，土平而愈。或三化汤、调胃承气汤选而用之，若脾虚则不用也。经所谓土不及则脾陷卑下也，陷坑也，故脾病四肢不举。四肢皆禀气于胃，而不能至经，必因于脾，乃能受禀？今脾病，不能与胃行其津液，四肢不得禀水谷气，气日以衰，脉道不利，筋骨肌肉皆无气以生，故不用焉。其治可十全散，加减四物，去邪留正。予考《内经》，五脏使人痿，而河间独言治脾者。《内经》又云：论言治痿者，独取阳明故也。阳明五脏六腑之海，主润宗筋，宗筋主束骨而利机关也，冲脉者，经脉之海也，主渗灌溪谷，与阳明合于宗筋，阴阳摁宗筋之会，会于气街，而阳明为之长，皆属于带脉，而络于督脉，故阳明虚则宗筋纵，带脉不引，故足痿不用也。曰：治之奈何？曰：各补其荥而通其输，调其虚实，和其逆顺，筋脉骨肉各以其时受月，则病已矣（时受月谓受气时月，如肝王甲乙，心王丙丁之类也）。

（三）黑豆疮

又云：有人两足心凸肿，上生黑豆疮，硬如钉，胫骨生碎孔，内髓流出，身发寒颤，惟思饮酒。此是肝肾冷热相吞。用炮川乌头来敷之，内服韭子汤效。

（四）四肢坚如石，击之有声似钟磬

又云：有人忽发寒热，数日不止，四肢坚如石，击之有钟磬声，日渐瘦恶。用吴茱萸、木香等分，煎汤饮之自愈。

〔源按〕此症为寒邪客于少阳，少阳与厥阴相为表里，在三阳尽处，阳尽则阴生，故有寒热之往来。厥阴在三阴尽处，阴尽则阳接，故有寒热之胜复。此症由阴胜而不能外复于阳，至邪横逆于脾，脾失健运之职，故四肢悉坚如石，即经所谓寒以坚之是也。夫击之声如钟磬，乃土音也，盖脾属土，其音宫，宫音重而大，故声如是。凡脾土之音，非火不发，非郁亦不发，犹天地元阳之气，郁结于下而后外达，达则雷声自内而出也。盖脾土为寒所郁，击之则筋脉自相应而作也，至四体日渐瘦恶，因脾病不为肌肤故耳。然治病当求其本，用吴茱萸直入肝脏，逐去深寒；而更以木香通其壅滞之气，使气通寒散，则木平土安，而病自愈也。

或问：邪入厥阴，因阴胜而阳下不能复至，邪横逆脾土，当必吐利，而何故无乎？予曰：脾土虽困，而气机尚能内动，所以击之即有声相应而出，即易所谓坤至柔而动也，刚故无是患。然此声为寒郁不能自达，则必击之有声者，亦犹土气之有气也，有气之器，以铁物击之，其火自内而出，即是气也。盖其气闭郁寒体之中，必击之则气机内动，而声发于外也。若无火则无气，无气则不鸣，欲明此病，当以气之击而有声者察之。

又问：土器之有声者，击之即随所击之处而发，若脾土深居于内，虽有筋脉相应，恐未必能随所击而发音。予曰：脾土之音，击之声发，犹琴声之相应也。盖琴无体，则弦不鸣，拨其弦，则遂应。明乎器之如是，便知是病所击之声矣。

又问：土器有气则鸣，则木中有火，岂非气乎，何故但有声而不鸣耶？予曰：子不明器之为质，分五音之声，非以气怂也。即如木为器，其音角，角音调而直，故声如是。予所言，土器之有气者，叩之则鸣，若以五音论之，则收宫音之声，无气便无此音，岂可概以气论之哉？若以气论之，即钟鼓等音亦宫音也，岂有气乎？

又问：钟鼓二器，固无气也，何故无气之器，反鸣而且远乎？予曰：钟虽无气，内有脉道，音从脉道而行，故得鸣而且远。所以五金切之则光，折之则参差不齐，此依脉路所分，故不平而齐也。乃五金中，惟铅锡无声，因柔而不刚故耳。若以鼓论，不过因急而有声，并非有气而有脉道也，鼓声其音走内，若下曳覆皮，击之以应其下，所以亦鸣而远也，否则声浅而不远矣。

（五）指缝出虫如蜉蝣

《奇病方》云：有人指缝流血不止，有虫如蜉蝣之小钻出，少顷即能飞去。此症乃湿热生虫也，然何故而能飞耶？盖湿热而更感风邪，凡虫感风，即有翼能飞。虫在人身，得风之气，故亦能飞也。方用黄芪、熟地、苡仁各五钱，当归、白芍、茯苓、白术各三钱，人参、柴胡、荆芥、川芎各一钱，水煎服，四剂而愈。此方全不在杀虫，而但补气血，佐用去湿去风，盖人身气血和，则虫自灭故也。

（六）手足脱下

又云：有人患手足脱下，而人仍不死者，此乃伤寒之时，口渴过饮凉水，以救一时之渴，孰知水停腹内，不能一时分消，遂至四肢受病，气血不行，久而手足先烂，手指与脚指堕落，或脚指堕落之后，又烂脚板，久之连脚亦堕落矣。若有伤寒口渴，过饮冷水者，愈后倘手足指出水，急用此方可救指节、脚板之堕落也。方用苡仁三两，茯苓二两，肉桂一钱，白术一两，车前子五钱，水煎服，一连十剂，小便大利，而手脚不出水矣。

（七）脚板色红如火

又云：有人患脚板中色红如火，不可落地，又非痰毒，终岁经年不愈。此病因用热药，立而行房，火聚脚心而不散，故经久不肯愈也。法当用内药消之。若作外治，必先烂去脚板。煎服祛火丹十剂自消，二十剂痊愈。然须忌房事三月，否则必发，发则死矣，慎之哉。

（八）指甲不痛不痒，尽行脱下

又云：有人患指甲尽行脱下，不痛不痒。此乃肾经火虚，又于行房之后，以凉水洗手，遂成此病。方用六味汤，加柴胡、白芍、骨碎补，治之而愈。

（九）掌中忽高起一寸

又云：有人患掌中忽高起一寸，不痛不痒，此乃阳明经之火不散，而郁于手也。理痛痒而不痛痒，不特火郁于腠理，而且水壅于皮毛也，法当用外药消之。盖阳明火盛，必作渴引饮不休，而又不渴，是胃中之火尽散，流毒于掌中。必其人是阳明之火盛，手按于床席之上，作意行房，过于用力，使掌上之气血不行，久而突突而高也，不痛不痒，乃成死肉矣。方用附子一个，煎汤以手渍之，至凉而止，如是者十日，必然作痛，再渍必然作痒，又渍而高者平矣。盖附子大热之物，无经不入，虽用外渍，无不内入者也。倘以附子作汤饮之，则周身俱热，又引动胃火，掌肉不消，而内症蜂起，故用以外治而愈者也。或附子汤中，再加轻粉一分，引入骨髓，更为奇效耳。

（十）脚肚忽长肉一大块，似瘤非瘤，似肉非肉

又云：有人脚肚之上，忽长一大肉块，似瘤非瘤，似肉非肉，按之痛欲死。此乃脾经湿气，结成此块，而中又带火不消，故手不可按，按之痛欲死也。法宜峻补，宜峻补脾气，而分消其湿为是。然而外长怪肉，若在内一时消之，恐不能愈，当用内外夹攻之法。内服消湿化怪汤二剂后，将消块神丹敷患处，一日即消，神效之极也。

（十一）足上忽毛孔标血如线

又云：有人足上无故忽毛孔标血如一线者，流而不止即死。急以米醋三升，煮滚热，以两足浸之，即止血，后用人参一两，当归三两煎，穿山甲一片，火炙为末，调饮，即不再发此症。乃酒色不禁，恣意纵欲所致，当速治之。

（十二）脚板生指

又云：有人脚板下忽生一指，痛不可忍者，乃湿热之气结成。用消指散，以刀轻刺出血，刺在生出指上，即时出水，敷在血流之处，随出

随掺，以血尽为度，至三日可不流水矣，而痛亦少止。再以化水汤煎服，四剂可全愈，而指尽化为水矣，外用生肌散敷之，加膏药掩之即愈。

（十三）手生丫枝

程山孺文见一人忽手生丫枝，痛不可忍。一医用通草为末，以鸡蛋清涂调，即消。

（十四）手足发指毒

《奇效方》云：有人患手足发指毒，痛不可忍者。用壁间蜂窠为末，入乳香少许，研匀，以醋调涂，干即以醋润之。

（十五）手皮现蛇形

《华佗别传》云：有人手上皮上现蛇形一条，痛不可忍。此蛇乘人之睡，而作交感于人身，乃生此怪病，服汤药不效。以刀刺之，出血如墨汁，外用白芷为末掺之稍愈，明日又刺，血如前，又以白芷末掺之，二三次化去其形，先刺头后刺尾，不可乱也。

（十六）脚疮冬愈夏发

张杲《医说》载《摭青杂记》云：有人患脚疮，冬月顿然无事，夏月臭烂，痛不可言。遇一道人云：尔因行草上，惹蛇交遗沥，疮中有蛇儿，冬伏藏，故疮至冬无恙，夏出行，故至夏臭烂。急以生虾蟆捣敷之，一日三换，凡三日一小蛇自疮中出，以铁钳之，其疮遂愈。

（十七）冬月向火，因火气生疮

又云：凡人冬月向火，火气入内，致两股生疮，其汁淋漓不止，世莫能识。用黄柏末掺之立愈。一妇病此，人无识者，亦用此而愈。

（十八）腕上生物如黄豆大，半在肉中

李楼《怪症方》云：有一女年十四，腕软处生物，如黄豆大，半在肉中，红紫色，痛不可忍，诸药不效。一方士以水银四两，白纸二张揉熟，蘸水银擦之，三日自落而愈。

（十九）人面疮

《本事方》云：唐时有一商人，左膊上有疮，生如人面，亦无他苦。商人戏以酒滴口中，其面色赤，以物食之亦能食，多则膊肉胀起，或不食则一臂痹焉。有名医教其历试诸药，悉无所苦，进至贝母其疮乃聚眉闭目，商人喜因以小苇筒毙其口灌之，数日成痂遂愈。然不知何疾也，《本经》言是金疮，此岂金疮之类欤？

（二十）手指患赤色，随月生死

《肘后方》云：有人患手指赤色，随月生死。以生薤一把苦酒煮熟，捣烂涂之，疾乃止。

〔源按〕此症由寒邪逆于肉理，营气不从，血凝不行，留于脉络之间，以随人之气血盛衰，而隐现其血之色也。《内经》有云：天温日明则人血淖溢，而卫气浮，故血易泻，气易行，天寒日阴则人血凝泣，而卫气沉，月始生则血始精，卫气始行，月郭满，则血气实，肌肉坚，月郭空，则肌肉减。经络虚，卫气去，形独居，是以因天时而调血气也。以此推之，月始生则气血初盛，赤色亦随气外浮，以渐而生也。郭满则血气充实，故色悉现于外，郭空则气血衰而经络虚，卫气去而形独居（犹日魂去而月魄独居也），故又渐隐于内也，于是则知所患赤色，故有随月生死耳。薤白辛温散血散气，更用苦酒以作向导，使气散血行则寒自灭，故捣涂而愈。

（二十一）蛤精疾

《太原故事》云：徐之才治一人患脚根肿痛，诸医莫能识。徐曰：此蛤精疾也，由乘舟入海垂脚水中。疾者曰：实曾如此。之才为剖得蛤二枚，大如榆荚。

（二十二）脚底木硬

邓氏《笔峰方》云：有人患脚底木硬。以牛皮生姜汁化开，调南星末涂上，烘物熨之。

〔源按〕此症为肾脏受寒，营气凝而不行，以成此疾，即《内经》所谓皮肤不营故为不仁，又曰：北方生寒在气为坚是也。

（二十三）脚心如中箭痛

道士王裕曰：有忽患脚心如中箭，痛苦无奈，发歇不时，此肾之风毒，泻肾愈。

（二十四）足疮生虫如蛭

《南宫从峋嵝神书》云：南方地卑湿，人多患足疮，岁久生虫如蛭而出，乃风毒攻注而然。用牛肚或羊肚或猪去粪不洗，研如泥，看疮大小，入煅泥矾半两，涂帛上贴之，须臾疮痒入心，徐徐连帛取下，火上炙之，中出如丝发毛尾千万，或青白赤黑，以汤洗之，三日一作，不过数次，虫尽疮愈。

（二十五）龙伏爪甲

《翰林丛记》云：李定言石藏用良医也，有人承檐溜浣手，觉物入爪甲，初若丝发，数日如线，伸缩不能，始悟其龙伏藏也。乃叩藏用求治，藏用曰：方书无此，以意求之耳。螳螂为末涂指，庶免震厄，其人如其言，后有雷火绕身，急针挑之，果见一物跳出，亦不为灾。

（二十六）又案

《霏雪录》云：山东民间妇人，一臂有物隐然，屈曲如蛟龙状，妇喜以臂浸水中，一日雷电自牖出，臂果一龙擘云而去。

（二十七）真脚气

蔡元长知开封正据案治事，忽如有虫自足心行至腰间，即坠笔晕绝，久之方醒。据吏云：此病非俞山人不能疗，驱使召之，俞曰：此真脚气也。法当灸风市，为灸一壮，蔡晏然复常，明日病如初，再召，俞曰：除病根非千艾不可。从其言，灸五百壮，自此遂愈。

（二十八）鱼脐疮

《名医录》云：学究任道，患腿间疮肿黑，状狭而长。北医王通曰：此鱼脐疮也，一因风毒蕴结，二因误食人汗而然。乃以一异散敷之，数日而愈。恳求其方，曰：但雪玄一味耳，任遍访无知之者。有名医郝允曰：《圣惠方》治此，用腊猪头烧灰，鸡卵白调敷，即此也。

（二十九）惊后成风搐

张子和治新寨马叟，年五十九，因秋欠税，官杖六十，得惊气成风搐，已三年矣。病大发则手足颤掉，不能持物，食则令人代哺，口目张聥，唇口嚼烂，抖擞之状如线引傀儡，每发市人皆聚观，夜卧发热，衣被尽搴，遍身燥痒，中热而反外寒，欲自尽，手不能绳。倾产求医，至破其家，而病益坚。叟之子邑中旧小吏也，以父母讯戴人，戴人曰：此病甚易治，若隆暑时不过一涌，再涌夺则愈矣。今已秋寒，可三之，如未，更刺腧穴必愈。先以通圣散汗之，继服涌剂，则吐痰一二升，至晚又五七行，其疾小愈，待五日再一涌，出痰三四升，如鸡黄成块，状如汤热，叟以手颤不能自探，妻与代探，咽嗌肿伤，昏愦如醉，约一二时许，渐省，又下数行，立觉足轻颤减，热亦不作，足亦能步，手能栉巾，可持匙箸，未至三涌，病去如跃，病后但觉极寒。戴人曰：当以食补之，久则自退，盖大疾之去，卫气未复，故宜以散气导气之药，切不以热剂温之，恐反成他病也。

〔源按〕颤振一症，古云木火上盛，肾阴不充，为下虚上实之症。实为痰火，虚则肾亏，法宜清上补下。如戴人所治，叟病泥用古法，则痰何由而去，故医宜变通，若果标实本虚，治之又宜从古矣。

（三十）夫妇患寒热厥

又治西华李政之病寒厥，其妻热厥，前后十余年，共服逍遥散十余剂不效。二人脉皆浮大而无力，政之曰：吾手足之寒，时时渍以热汤，寒不能止；吾妇手足之热，沃以冷水而不能已，何也？子和曰：寒热之厥也。此皆得之贪饮食，纵嗜欲。遂出《内经》厥论证之，政之喜曰：《内经》真圣书也，十年之疑，今而释然，总不服药，愈过半矣。热厥者，寒在上也，寒在上者，以温剂补其肺；寒厥者，热在上也，热在上者，以凉剂清其心。分处二药令服之，不旬日而愈。

（三十一）十指及两膝更换痛

东垣云：有人患两手十指疼痛，一指疼了，一指疼，疼后即肿，骨中痛，膝痛，先左膝痛了，然后右膝痛，发时多则五日，少则三日，昼轻夜重，痛时觉热行则痛轻，肿反重。注云：先血后气乃先痛后肿，形伤气也，和血散痛汤主之。

（三十二）足寒不知痛痒

罗谦甫治征南元帅忒木儿，年近七十，秋间征南过阳州，时仲冬病自利，完谷不化，脐腹冷痛，足胫寒，以手搔之，不知痛痒，常烧石以温之，亦不得暖。诊之脉沉细而微，盖高年气弱深入敌境，军事烦冗，朝暮形寒，饮食失节，多饮乳酪，履旦湿阳不外固，由是清湿袭虚，病起于下，故胻寒而逆冷。《内经》曰：感于寒则受病，微则为咳，盛则为泄、为痛。此寒湿相合而为病也，法当即退寒湿之邪，峻补其阳，非灸不已。先以大艾炷于气海灸百壮，补下焦阳虚，次灸三里各三七壮，治胻寒而逆，且接引阳气下行，又灸三阴交，散足受寒湿之邪。遂处方云：寒淫所胜，治以辛热，湿淫于外，平以苦热，以苦发之。以附子大辛热，助阳退阴，温经散寒，故以为君；官桂大热辛甘，亦除寒湿，白术、半夏苦辛温燥脾湿，故以为臣；人参、草豆蔻、甘草大温中益气；干姜大辛温能散清湿之邪，葱白性温能通上焦阳气，故以为佐。又云：补下治之以急，急则气味厚，故作大剂服之，不数服，泻止痛减，足胻渐温，调其饮食，十日平复。明年秋过，襄阳值霖雨旬余，前症复作，再依前灸，添阳辅，各灸三七壮，再以前药投数服愈。

（三十三）膝痛以热熨右则攻左，熨左攻右

徐可豫治吴兴沈仲刚内子，膝肿痛，右先剧，以热熨之则攻左，熨左攻右，左右俱熨，则腹雷鸣上胸，已而背如受万捶，独元首弗及，发则面黛色，脉罔辨，昏作旦辍，日尪弱甚，却谓弗救。徐视脉曰：是湿淫所中，继复惊伤，胆疾虽剧，可治。即令以绵缠胸，少顷探咽喉间，

涌青白涎几斗许，涌定，徐曰：今兹疾发，至腹则弗上，面弗青矣，至昏膝痛仍如熨鸣，果弗及胸，至三鼓已定。皆如徐言，越三昏不复作，遂痊。

（三十四）鬼注

刘大用治韶州南七十里，古田有富家妇陈氏，抱异疾，常日无他苦，但遇微风吹拂，则股间一点奇痒，把搔不定手，已而举体皆然，逮于发厥，凡三日醒，及坐有声如咳，其身乍前乍后若摇兀之状，率以百数，甫少定。又经日始困卧，不知人累夕，渐至不敢出户，更数医不效。刘视之曰：吾得其症矣，先用药一服，取念珠一串，病家莫省其用，乃当妇摇兀时，记其数，数之觉减，然后云是名鬼注，因入神庙为鬼所凭，致精气荡越。法当用死人枕，煎汤饮之，既饮大泻数行愈，枕还原处。

（三十五）头脚如无着落

韩飞霞治一都司，头重眼昏，耳聋牙痛，便言两脚如不着地，医不识为何病。一日梳洗毕，腹痛少间手足不能举。韩曰：此火症也，盖素劳心劳形所致，因检《玉机微义》示之。用辛散之剂十帖，恐有消渴痿痹疮疡之患，乃屏喧哗静卧，果十剂耳知人叫，体虮风发痒成疙瘩，然后头脚始知着落，亟入山静之偶以事触怒，火一发遂渴如欲狂者，一日瓜梨泉水所食无计，韩曰：此非草木之药可扶矣。遍求人乳，日进十盏，旬余渴减。又偶以事怒，手足不举，如一软物，卧四日，乃服乳无算而瘥。脉之心涩，曰：疮作矣，幸不生大毒，患马眼脓疥，八越月乃止。

（三十六）瘤破出虫如蚊

薛己治一女子，腿前肿一小瘤作痒，搔破出虫如蚊而飞去，寒热如疟。乃肝经之症，故有虮瘤之患。用加味逍遥散而愈。又有一种发瘤，破开有发，属肾经之症也。

（三十七）四肢恶寒，渍沸汤不热

一儒者虽盛暑喜燃火，四肢常欲沸汤渍之，面赤吐痰，一似实火，吐甚宿食亦出，惟食椒姜等方快。薛曰：食入反出，乃脾胃虚寒，用八味丸，十全大补加炮姜渐愈，不月平复。

（三十八）两足不酸不痛，每行动，绝不听其所用

孙东宿治一文学，两足不酸不痛，每行动绝不听其所用，或扭于左而又坠于右，或扭于右而又坠于左，不能一步步正走。此亦目之稀觏，竟不识为何病。予臆度之，由筋软不能束骨所致，故行动则偏斜扭坠也。夫筋者肝之所主，肝属木，木纵不收，宜益金以制之。用人参、黄芪、白芍，以补肺金，苡仁、虎骨、龟板、杜仲，以壮筋骨，以铁华粉专制肝木，炼蜜为丸，早晚服之而愈。

（三十九）脚跟骨脱落

一男子患脚后跟骨脱落，动之则痛，艰于行步。就吴门叶天士治之，叶曰：此湿伤经络，当投圣灵丹，服之果愈。

祛火丹：熟地黄（三两），北五味（五钱），麦冬（一两），山茱萸（五钱），丹皮（三钱），甘菊（五钱），白茯苓（二钱），泽泻（三钱），车前子（二钱），水煎服。

消湿化怪汤：白术、芡实（一两），泽泻（五钱），苡仁（一两），肉桂（五分），人参、茯苓、车前、草薢、白芥子、白矾（三钱），牛膝、陈皮、半夏（二钱），水煎服。

消块神丹：蚯蚓粪（一两），水银（一钱），硼砂（一分），黄柏（五钱），儿茶（三钱），冰片、麝香（五分），各为细末，研至不见水银为度。此药用醋调成膏，敷在患处，一日即全消。

消指散：硼砂（一分），瓦葱（一两），冰片（三分），人参（一钱），各为末敷之。

化水汤：白术（五钱），半夏（一钱），甘草（二钱），苡仁（一两），草薢、白芥子、牛膝、人参（三钱），水煎服。

调胃承气汤：大黄，芒硝，甘草，水煎服。

三化汤：大黄，厚朴，枳实，羌活，水煎服。

和血散痛汤：羌活、升麻、麻黄（一钱五分），桃仁（十个），柴胡、防风、黄柏、知母（一钱），黄连、防己（六分），猪苓、独活当归（一分），甘草（二分），红花（一分），分二服水煎，食前热服。

桂附八味丸：熟地黄（八两），山茱萸、山药（四两），丹皮、茯苓、泽泻（三两），肉桂、附子（一两），蜜丸，空心盐汤下，冬酒下。

十全大补汤（即十全散）：人参，白术，茯苓，当归，抚芎，白芍，生地，甘草，黄芪，肉桂，姜枣煎服。

圣灵丹：苦葶苈（炒，四两），汉防己、木香、茯苓、木通、人参（二钱半），上为末，枣肉为丸如梧子大，每服三十九，桑皮汤下。

生肌散（见头门）

六味丸（见耳门）

通圣散（见头门）

加味逍遥散（见目门）

卷之八

一、溺孔

（一）阴吹

张仲景云：有妇人阴吹，阴户中喧搏闻声，为胃气下泄，谷气实使然。用猪膏发煎导之，猪膏半斤，乱发鸡子大者三枚和煎，发消药成矣。分再服，病从小便出也。

（二）产门出肉线

魏夫人《怪病方》云：有一妇产后用力，垂出肉线一条，长三四尺，触之痛引心腹欲绝。一道人令买老姜皮三斤，捣烂入麻油二斤，拌匀灼干，先以熟绢五尺，折作方结，令人轻轻盛起肉线，使之屈曲折三围，纳入产户，乃以绢袋盛姜，就近熏之，冷则更换，熏一日夜，缩入大半，二日尽收也。但不可使线断，断则不可治矣。

（三）又案

《经验方》云：一妇人阴户出一线，有两年余，用倍子末敷阴中而愈。

（四）交肠

夏子益《奇疾方》云：有妇人因生产阴阳易位，前阴出粪，名曰交肠。取旧幞头烧灰酒服，再间服五苓散，分利之。如无幞头，凡旧漆纱帽皆可代之，此皆取漆能行败血之故耳。

（五）又案

丹溪云：有马希圣，年五十余，性嗜酒，常痛饮不醉，糟粕出前窍，便溺出后窍，六脉皆沉涩。与四物汤加海金沙、木香、槟榔、木通、桃仁，服之而愈。此人酒多气肆，酒升而不降，阳极虚，酒湿积久生热，煎熬血干，阴亦大虚，阴阳偏虚，时暂可活者，以其形实，酒中谷气尚在，三月后其人必死，后果然。

（六）又案

又云：一妇年五十嗜酒，痛饮不醉，忽糟粕出前窍，尿溺出后窍，脉沉涩。与四物汤加海金沙、木香、槟榔、木通、桃仁，八帖而安。

（七）一妇生产二日，产户下一物如帕

又云：一妇年三十余，产二日，产户下一物如手帕，有二尖，约重一斤余。此胎前因劳役伤气成肝痿所致，却喜不甚虚。其时天寒，急以炙芪、白术、升麻各五分，参、归身各一钱，连与三剂，即收上，得汗通身乃安。其粘席冻干者，落一片约五六两，盖脂膜也。脉涩左略弦形实，与白术、芍药、当归各一钱半，陈皮一钱，姜一片，二三帖养之。

（八）子宫下坠

又云：一妇产后阴户下一物如合钵状，有二歧，此子宫也，气血弱故随胎下之。用升麻、当归、黄芪，大剂服二次，更用皮工之法，以五倍作汤，洗濯皱其皮，后觉一响而收入，但经宿着席，破落一片如掌大，心甚恐，慰之曰：此非肠胃比，肌肉破，尚可复完。以四物汤加人参数十帖，三年后复生一子。

（九）玉茎挺长而痿

又云：鲍兄年三十，玉茎挺长肿而痿，皮塌长润，磨股不能行，两胁气上，手足倦弱。先以小柴胡加黄连，大剂行其湿热，略加黄柏，降其逆上之气，其挺肿渐收，渐减其半。但茎中有坚块未消，遂以青皮一味为末为君，佐以散风之剂末服，外以丝瓜汁调五倍子末，敷而愈。

（十）偏坠作声如蛙

又云：郑子敬酒后饮水及水果，肾偏大，时作蛙声，或作痛。炒枳实一两，盐炒茴香、炒栀子各三钱，煎汤送下保和丸而愈。

（十一）又案

又云：一人膀胱气下坠，如蛙声。臭橘核炒十枚，桃仁二十枚，萝

卜汁下保和丸七十丸。

（十二）强中

《奇症方》云：有人患玉茎不痿，精滑无歇，时时如针刺，捏之则痛，其病名强中，乃肾滞漏疾也。用破故纸、韭子各一两为末，每服三钱，水二盏煎六分服，日三次，愈则止。

（十三）子母虫

又云：一妇人生虫一对，于地能行，长寸余，自后月生一对。医以苦杖加打虫药为丸服之，又生虫一对，埋于土中，过数日发而视之，暴大如拳，名子母虫，从此绝根。

（十四）月事退出，俱作禽兽之形

《危氏方》云：有女人月事退出，皆作禽兽之形，欲来伤人。先将绵塞阴户，乃顿服没药一两，白汤调下即愈。

〔源按〕此症必不正之气感于子户，其月事因随所感，而化生怪物也。没药散结气，通滞血，使气散血通，则怪物消而邪自灭也。

（十五）虫疽

孟诜《食疗本草》云：有妇人产门患虫疽，痛痒不可忍。用杏仁去皮烧存性，杵烂，绵裹纳入阴中取效。

（十六）产后阴户燥热遂成翻花

《集简方》云：有妇人产后，因阴户燥热遂成翻花。急用泽兰四两，煎汤熏洗二三次，再以枯矾煎洗之即安。

（十七）阴冷

《千金方》云：有人阴冷，渐渐冷气入阴囊，肿满欲死，日夜痛闷，不得眠。生椒择之洗净，以布帛着丸囊，令厚半寸许，须臾热气大通，再与之，取出瘥。

又《本事方》许学士云：曾有人阴冷，冷气入阴囊，肿满而痛，昼夜不得眠，煮大蓟汁服之而痊。

（十八）儿生七日，两肾缩腹

《琐碎录》云：思村王氏子生七日，两肾缩腹。一医用硫黄、吴茱萸，研大蒜涂其腹，又以蛇床子熏之愈，盖初受寒邪故也。

（十九）肾硬

《鸡峰备急方》云：有老人肾硬，此肾脏虚寒内肾结硬，虽服补药不入。用羊肾子一对，杜仲长二寸阔一寸一片，同煮熟，空心食之，令内肾柔软，然后服补药。

（二十）走精黄

《三十六黄方》云：有人走精，面目俱黄，多睡，舌紫甚，面裂，名走精黄病。若爪甲黑者死。用豉半两，牛脂一两，煎过，绵裹烙舌，去黑皮一重，浓煎豉汤饮之。又云：房劳黄病，体重不眠，眼赤如朱，心下块起若痕，十死一生。宜烙舌下，灸心俞、关元，二七壮，以妇人内衣烧灰酒服二钱。

（二十一）血淋流下，渐变如鼠形

《临汀集要方》云：叶朝议亲人，患血淋流下，便在盆内，凝如蒟蒻，久而有变如鼠形，但无足尔，百治不效。一村医用杜、牛膝根煎浓汁，日饮五服，名地髓汤。虽未即愈，而血色渐淡，久乃复旧。后十年病又作，服之又瘥。

（二十二）茎窍出虫

江篁南云：休宁金举人，常语人曰：予常小腹甚痛，百药不应。一医为灸关元十余壮，次日茎中淫淫而痒，视之如虫，出四五分，急用铁钳扯出，长五六寸，连日虫出，如是痛不复作。初甚惊恐，后则视以为常，皆用手扯，此亦偶中也。仲景云：火力虽微，内攻有力，虫为火力所逼，势不能容，故从溺孔出也。其人善饮，胃内膀胱不无湿热，遇有留血瘀浊，则附行蒸郁为虫矣，经云：湿热生虫有是理也。

（二十三）黑气入裤中似觉与妇女阴接，其精即大泄

《王通肱蚓庵琐语》云：新安程孝廉，名光礼，字奕先，奉吕祖甚虔，忽有黑气入裤中，似觉妇女之阴相接，其精大泄，符药不愈。一日遇一道人，教其佩麝香可愈。初佩不多未验，后佩两余，其祟遂绝。予友盛鹤江亲闻奕先自述如此。

（二十四）产石卵

《东轩主人述异记》云：绍兴周山吴公弼妻章氏，病痿十余年，忽变淋漓，小便不通，卧床不起，医药罔效。有老姨婆年八十余，曰：此症我曾见过，非药可治，必产一石卵方愈。众皆不信，又年余，至康熙三十七年五月，产一石卵，大如鹅蛋，光滑有细纹，以斧击之，毫无所伤，其卵至今尚在，章氏前症霍然俱愈。

（二十五）石瘕

青林治一妇产后因子死，经断不行者半年，一日小腹忽痛，阴户内有物如石硬，塞之而痛不禁，众医莫识。青林曰：此石瘕病也。用四物加桃仁、大黄、三棱、槟榔、元胡、附子、泽泻、血竭，三剂而愈。

（二十六）前阴臊臭

李东垣治一富者，前阴间尝闻臊臭，又因连日饮酒，腹中不和，求东垣治之。曰：夫前阴者，足厥阴之脉络，阴气出其挺末，臭者心之所主，散入于五方为臭，入肝为臊臭，此其一也。当于肝中泻行间，是治其本，后于心经泻少冲，以治其标。如恶针，当用药治之，治法当求其本。连日饮酒，夫酒者气味俱能生湿热，合于下焦为邪，故经云：下焦如渎。又云：在下因而竭之，酒者是湿热之水，亦宜决前阴以去之，是合下焦二法治之，龙胆泻肝汤是也。

（二十七）玉茎坚挺

吕沧洲治一人年五十余，色苍黑，素善饮，忽玉茎坚挺，莫能沾裳，不能屈腰作揖，常以竹篾为弯弓状，拦于玉茎之前，但小溲后即欲

饮酒，否则气不相接，盖湿热流入厥阴经而然也，专治厥阴湿热而愈。

（二十八）每交合，阴中隐痛出血

一宠外家年三十余，凡交合则觉阴中隐痛，甚则出血。按其脉，两尺沉滞而涩，用补血散寒之剂不愈。因思药与病对，服而不效，恐未适至其数也，偶检《千金方》，用蛇床子散绵裹纳其中，二次遂愈。

（二十九）产后子宫肿大

薛己治一产妇子宫历大，二日方收，损落一片殊类猪肝，面黄体倦，饮食无味，内热晡热，自汗盗汗。用十全大补汤二十余剂，诸症悉除，仍复生育。

（三十）小便立闭卧淋

唐与正治吴巡检，病不得溲，卧则少通，立则不能点滴，遍用通药不效。唐问其平日，自制黑锡丹常服，因悟曰：此必结砂时，硫飞去，铅不死，铅入膀胱，卧则偏重，尤可溲，立则止塞水道，故不通。取金液丹三百粒，分十服，瞿麦汤下，铅得硫则化，水道自通。

（三十一）又案

孙东宿治都察院衷洪溪，发热口渴，因解燥渴而过食冰浸瓜梨，遂成泄泻，小水短少。医以胃苓汤加滑石、木通、车前，利之而泻止，大便又因之结燥，艰涩不堪，乃用润肠丸，复泻不止。又进以前通利之剂，泻虽止，而小便不得流通直遂，脐下胀急，立起解之，则点滴不出，卧则流之不竭，以频取夜壶，至通宵不得寐也。治半月余，而精神削，寝食废。孙至告其受病之源，探其脉两寸短弱，关缓大，两尺洪大，曰：此余暑未解，因素善饮，湿热流于下部也。先以益元散三钱，煎香茹汤进之，略无进步。次早复诊，六脉如昨，孙思之而恍然悟，又曰：此症尿窍不对也。《内经》云：膀胱者脬之室也。脬中湿热下坠，故立解而窍不对，小水虽滑，滑而流，亦不能通达直遂，故了而不了也。治惟提补上中二焦元气，兼清下焦湿热，斯得矣。又有一法，今气虚下陷已久，一二剂未能取效，安得复枕而睡？且此不寐，非心血不足之故，因着心防闲，小便之了而不了，而不敢寐也。暂将布衬于席上，不必防而任其流出，又免取夜器，而劳动其神，自然睡熟矣。以补中益气汤加黄柏、知母，祛下焦之湿热，夫清阳升，则浊阴自降，胯无湿热则不下坠，窍可对而病可瘳矣。服之嗒然一睡，神气顿回如未病者，调理四日而病即安。

（三十二）血淋每发初几日喜饮温汤，再二日喜热，又二日非冷如冰者不可

李寅齐患血淋二年不愈，每发十余日，小水艰涩难出，窍痛不可言。将发必先面热牙疼，后则血淋，前数日饮汤喜温，再二日喜热，又二日非冷如冰者不可，燥渴之甚令速汲井水，连饮二三碗，犹以为未足，未发时大便燥结，四五日一行，已发则泻而不实，脉左寸短弱，关弦大，右寸下半指与关皆滑大，两尺俱洪大，据此中焦有痰，肝经有瘀血也。法当去瘀生新，提清降浊。用四物汤加杜、牛膝补新血，滑石、桃仁消瘀，枳实、贝母以化痰，山栀降火，柴胡提清气，二十帖而诸症渐减，再以滑石、黄柏、知母各一两，琥珀、小茴香、桂心各一钱半，元明粉三钱，海金沙、没药各五钱，茅根汁熬膏为丸，每服一钱，空心及晚，茅根汤送下而愈。

（三十三）屁从子户出

一妇腹中微疼，经行不流利，喉痛，四肢麻木作战，不知饥饿，左脉洪大，如豌豆大。以川芎、香附、麦芽、山楂、乌梅、粉草、桔梗、酒芩、防风、荆芥、白术、茯苓，四剂而安。次月经水大行，十日不止。以黄芪、阿胶、蒲黄各一钱，白芍二钱，甘草三分，一帖而止。此后但觉浊气下坠，屁从子户出，以补中益气汤加黄连调养而平。

（三十四）每经行子户旁生毒，胀而不痛

一妇每月汛行，子户旁辄生一毒，胀而不痛，过三五日，以银簪烧红，刺破出白脓盏余而消，不必贴膏药，而生肉无疤痕。初间用针刺，

近只以指掐之，脓即出，但汛行即发，或上下左右而无定所，第不离子户也。于今八年，内外科历治不效，且致不孕。孙思两日而悟也，此中焦湿痰，随经水下流，壅于子户也，经流而痰凝，故化为脓，以原非毒故不痛。用白螺蛳壳火煅存性为君，南星、半夏为臣，柴胡、甘草为佐，面糊为丸。令早晚服之，未终剂而汛行不肿，次年生子。

（三十五）子宫出户半月不收

一仆妇因产难而子宫坠出户外，半月不收，艰于坐卧。家贫不能求医，忧恐成痼。有专科云：只须用补中益气汤一百帖，每帖用人参三钱，计二斤可收也。其夫谢云农家朝佣暮食，无隔宿之储，安有人参二斤可服也？唯命是俟耳。有人对孙言之，孙曰：此必产时受寒，血凝滞不能敛而收入，症虽名阴脱，未必尽由气虚下脱也，观其善餐，而大小便如常可知矣。予有一法，价廉而功省，三五日可瘳也。用未经水石灰一块重二三斤者，又以韭菜二三斤，煎汤置盆中，将灰投入，灰开汤沸，看沸声尽，乃滤去灰，带热坐于盆上，先熏后洗，即以熟韭菜于患处探挪，盖石灰能散寒消血，韭菜亦行气消血，一日洗一次，如法洗之，初极爽快，洗三日果消软收入。

（三十六）茎头肿大如升

一人茎头肿大如升，明亮如水泡。一医作湿痰流下，以二陈加升麻、青黛、牡蛎，二剂而愈。

金液丹：石硫黄（十两），研碎用瓷盒盛以水和赤石脂，封口，盐泥固济，晒干。

地内先埋一罐，盛水令满，安盒在上，用泥固济。慢火养七日七夜，候足，加顶火一斤煅，候冷，取出研末。每一两用蒸饼一两，水浸为丸，如梧子大，每服三十丸，清晨米饮下。

小柴胡汤：柴胡，人参，半夏，黄芩，甘草，姜枣煎服。

龙胆泻肝汤：龙胆草（酒炒），黄芩，栀子，泽泻，木通，车前，当归（酒炒），生地（酒炒），柴胡，甘草，水煎服。

六黄汤：黄芪，黄柏，黄芩，黄连，生地黄，熟地黄，水煎服。

五苓散（见胸门）

四物汤（见头门）

十全大补汤（见手足门）

补中益气汤（见项门）

保和丸（见目门）

二、肛门

（一）涌水

黄帝气厥论篇曰：肺移寒于肾为涌水，涌水者，按腹不坚，水气客于大肠，疾行则鸣，濯濯如囊裹浆水之病也。（注云：肾气凝寒不能化液，大肠积水而不流通，故其疾行则肠鸣，而濯濯有声如囊裹浆而为水病也）所治葶苈丸。

（二）截肠

夏子益《奇疾方》云：有人患大肠头出寸余，痛苦，干则自落，落又出，名为截肠病，肠尽则死。但初觉截时，用器盛脂麻油坐浸之，饮大麻子汁数升即愈。

〔源按〕此症为风邪客于大肠，盖风性善行，因逼迫而下，故肠头外出，然风又生燥，燥则营血不能贯润，故干而自落，落后复迫大肠又下，故又干而落也。麻油润燥祛风，以治其外，大麻子汁驱一切恶风，而更能润内，内外兼治，病故即安。

（三）粪门拖出一条，似蛇非蛇，或进或出

《奇病方》云：有人患粪门内拖出一条，似蛇非蛇，或进或出，又安然无碍。此怪物长于直肠之间，非蛇也，乃肉也，但伸缩如意，又似乎蛇。法当内用汤药，外用点药，自然消化矣。内用逐去杀蛇丹饭前服，二剂后，外用冰片点之。先用木耳一两，煎汤洗之，洗后将冰片一分，研末而扫，扫尽即缩进而愈。

（四）大肠虫出不断

《怪疾奇方》云：人有患湿热，大肠虫出不断，断之复生，行坐不得。治以鹤虱为末，水调两半服自愈。

（五）虫蚀

《肘后方》云：有人患虫蚀肛，烂见五脏则死。以猪脂和马蹄灰，再鸡子白调涂，其毒气即能拔出也。

（六）患寸白虫

庚志云：赵千山寓居天王寺，苦寸白虫为挠。医者戒云：是痰，当止酒而以素所耽嗜。欲罢不能，一夕醉与外舍，归已夜半，口干咽燥，仓卒无汤饮，适廊庑间有瓮水，月色下照莹然可掬，即酌而饮之，其甘如饴，连尽数盏，乃就寝，迨晓虫出盈席，觉心腹顿宽，宿疾遂愈。一家惊异，验其所由，盖寺仆日织草履浸红藤根水也。

（七）又案

又云：蔡康积苦寸白为病，医者使之碾槟榔为末，取石榴东引根，煎调服之，先炙猪肉一大脔，置口中咽咀其津膏而弗食言。此虫惟月三日以前其头向上，可用药，余日即头向下，虽药无益，虫闻肉香咂唼之意，故空则群争赴之，觉胸中万箭攻攒，是其候也，然后用前药，蔡悉如之，不两刻腹中雷鸣，急登厕，虫下如倾。命仆人以杖桃拨，皆连绵成串，几长数丈，尚蠕蠕能动，宿疾遂愈。

（八）初生谷道不通

《幼科方》云：有小儿初生，谷道不通，多致不救，非药可治。曾有人用银箸头烧红穿通其窍，大便始出，亦有用玉簪通者。

（九）豚痒喜重责

陈尚古《簪云楼杂说》，乌程姚庄顾又虎，累叶簪绂，习享半郁。忽一日促家人持竹批，解裤受杖二十，后习为常，间用稍轻辄加呵责，或反于杖杖之必重下，乃呼快心，如是数年，渐觉疼痛而止。医者闻之曰：

过嗜辛辣发物则热毒内讧，因成奇痒，适打散不致上攻，否则患疽发背而死矣。此富贵人炯鉴也。

（十）惊气入大肠

广陵有一田妇，泻下恶物如油，有一邻童，用纸捻蘸之，与油无二，众医莫效。孙兹九治之，用补中益气汤十剂，及天王补心丹，服之而愈。旁问其故，曰：惊气入大肠也，询之果因惊得此。

（十一）下血四散如筛

东垣治一人，肠澼下血，另作一派，其血唧出有力而远射，四散如筛，春中血下行，腹中大作痛，乃阳明气冲，热毒所作也。当升阳去湿，和血脉。以陈皮二分，熟地、归身、苍术、秦艽、桂各三分，生地、丹皮、生甘草各五分，升麻七分，炙甘草、黄芪各一钱，白芍一钱五分，名曰升阳去热和血汤，作一服，水四盏煎一盏，空心稍热服。

（十二）脉痔

《准绳》载：无择翁治脉痔外无形，而所下一线如箭，或点滴不已。此由脉窍中来也，用猬皮丸。

（十三）一儿岁内，大便三四十日只通一次

程仁甫治一儿，一岁之内，大便三四十日只通一次，每通时腹胀盛。此乃胎毒热结所致。用玄明粉米饮调下一钱，三五次之后不复闭。

葶苈丸：葶苈（炒）、泽泻、椒目、桑白皮、木猪苓、杏仁（各五钱），为末，炼蜜丸梧子大，每服三三十九，葱白汤下，不拘时服，以利为度。

逐邪杀蛇丹：当归、白芍（各一两），萝卜子（三钱），地榆（五钱），大黄（一钱），水煎服。

天王补心丹：生地（四两），人参、元参（炒）、丹参、茯神、桔梗、远志（炒，五钱），枣仁（炒）、柏子仁（炒、研去油）、天冬（炒）、麦冬（炒）、当归、五味子（一两），蜜丸弹子大，朱砂为衣，

临卧灯心汤下一九。

猬皮丸：猬皮（炙焦，一两），槐花（炒），艾叶（炒黄），猪后悬蹄垂甲（炙黄，十枚），盈尺皂角（一挺，去弦核，醋炙黄），为细末，蜜丸梧子大，每服五十九，食前米饮送下。

补中益气汤（见项门）

二陈汤（见目门）